"十二五"职业教育国家规划教材
经全国职业教育教材审定委员会审定

国家卫生和计划生育委员会"十二五"规划教材
全国中等卫生职业教育教材

供助产、护理专业用　　第2版

健 康 评 估

主　编　张　展　迟玉香

副主编　胡晓迎

编　者（以姓氏笔画为序）

刘素碧（成都铁路卫生学校）

杨丽蓉（广东省江门中医药学校）

张　玲（重庆市医药卫生学校）（兼秘书）

张　展（重庆市医药卫生学校）

迟玉香（呼伦贝尔市卫生学校）

胡晓迎（珠海市卫生学校）

曹学华（四川省人民医院）

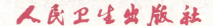
人民卫生出版社

图书在版编目（CIP）数据

健康评估/张展,迟玉香主编.—2版.—北京:人民卫生出版社,2014

ISBN 978-7-117-19920-9

Ⅰ.①健… Ⅱ.①张…②迟… Ⅲ.①健康-评估-中等专业学校-教材 Ⅳ.①R471

中国版本图书馆 CIP 数据核字（2014）第 255510 号

人卫社官网	www.pmph.com	出版物查询，在线购书
人卫医学网	www.ipmph.com	医学考试辅导，医学数据库服务，医学教育资源，大众健康资讯

健 康 评 估
第 2 版

主　　编：张　展　迟玉香
出版发行：人民卫生出版社（中继线 010-59780011）
地　　址：北京市朝阳区潘家园南里 19 号
邮　　编：100021
E － mail：pmph @ pmph.com
购书热线：010-59787592　010-59787584　010-65264830
印　　刷：北京铭成印刷有限公司
经　　销：新华书店
开　　本：787×1092　1/16　　印张：14
字　　数：349 千字
版　　次：2008 年 1 月第 1 版　　2015 年 2 月第 2 版
　　　　　2015 年 9 月第 2 版第 3 次印刷（总第 23 次印刷）
标准书号：ISBN 978-7-117-19920-9/R・19921
定　　价：35.00 元

打击盗版举报电话：010-59787491　E -mail：WQ @ pmph.com
（凡属印装质量问题请与本社市场营销中心联系退换）

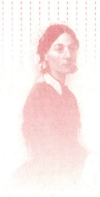

出 版 说 明

为全面贯彻党的十八大和十八届三中、四中全会精神,依据《国务院关于加快发展现代职业教育的决定》要求,更好地服务于现代卫生职业教育快速发展的需要,适应卫生事业改革发展对医药卫生职业人才的需求,贯彻《医药卫生中长期人才发展规划(2011—2020 年)》《现代职业教育体系建设规划(2014—2020 年)》文件精神,人民卫生出版社在教育部、国家卫生和计划生育委员会的领导和支持下,按照教育部颁布的《中等职业学校专业教学标准(试行)》医药卫生类(第一辑)(简称《标准》),由全国卫生职业教育教学指导委员会(简称卫生行指委)直接指导,经过广泛的调研论证,启动了全国中等卫生职业教育第三轮规划教材修订工作。

本轮规划教材修订的原则:①明确人才培养目标。按照《标准》要求,本轮规划教材坚持立德树人,培养职业素养与专业知识、专业技能并重,德智体美全面发展的技能型卫生专门人才。②强化教材体系建设。紧扣《标准》,各专业设置公共基础课(含公共选修课)、专业技能课(含专业核心课、专业方向课、专业选修课);同时,结合专业岗位与执业资格考试需要,充实完善课程与教材体系,使之更加符合现代职业教育体系发展的需要。在此基础上,组织制订了各专业课程教学大纲并附于教材中,方便教学参考。③贯彻现代职教理念。体现"以就业为导向,以能力为本位,以发展技能为核心"的职教理念。理论知识强调"必需、够用";突出技能培养,提倡"做中学、学中做"的理实一体化思想,在教材中编入实训(实践)指导。④重视传统融合创新。人民卫生出版社医药卫生规划教材经过长时间的实践与积累,其中的优良传统在本轮修订中得到了很好的传承。在广泛调研的基础上,修订教材与新编教材在整体上实现了高度融合与衔接。在教材编写中,产教融合、校企合作理念得到了充分贯彻。⑤突出行业规划特性。本轮修订紧紧依靠卫生行指委,充分发挥行业机构与专家对教材的宏观规划与评审把关作用,体现了国家规划教材一贯的标准性、权威性、规范性。⑥提升服务教学能力。本轮教材修订,在主教材中设置了一系列服务教学的拓展模块;此外,教材立体化建设水平进一步提高,根据专业需要开发了配套教材、网络增值服务等,大量与课程相关的内容围绕教材形成便捷的在线数字化教学资源包,为教师提供教学素材支撑,为学生提供学习资源服务,教材的教学服务能力明显增强。

人民卫生出版社作为国家规划教材出版基地,获得了教育部中等职业教育专业技能课教材选题立项 24 个专业的立项选题资格。本轮首批启动了护理、助产、农村医学、药剂、制药技术专业教材修订,其他中职相关专业教材也将根据《标准》颁布情况陆续启动修订。

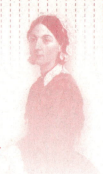

全国卫生职业教育教学指导委员会

全国中等卫生职业教育"十二五"规划教材目录

护理、助产专业

序号	教材名称	版次	主编	课程类别	所供专业	配套教材
1	解剖学基础 *	3	任 晖 袁耀华	专业核心课	护理、助产	√
2	生理学基础 *	3	朱艳平 卢爱青	专业核心课	护理、助产	
3	药物学基础 *	3	姚 宏 黄 刚	专业核心课	护理、助产	√
4	护理学基础 *	3	李 玲 蒙雅萍	专业核心课	护理、助产	√
5	健康评估 *	2	张淑爱 李学松	专业核心课	护理、助产	√
6	内科护理 *	3	林梅英 朱启华	专业核心课	护理、助产	√
7	外科护理 *	3	李 勇 俞宝明	专业核心课	护理、助产	√
8	妇产科护理 *	3	刘文娜 闫瑞霞	专业核心课	护理、助产	√
9	儿科护理 *	3	高 凤 张宝琴	专业核心课	护理、助产	√
10	老年护理 *	3	张小燕 王春先	老年护理方向	护理、助产	√
11	老年保健	1	刘 伟	老年护理方向	护理、助产	
12	急救护理技术	3	王为民 来和平	急救护理方向	护理、助产	√
13	重症监护技术	2	刘旭平	急救护理方向	护理、助产	
14	社区护理	3	姜瑞涛 徐国辉	社区护理方向	护理、助产	√
15	健康教育	1	靳 平	社区护理方向	护理、助产	
16	解剖学基础 *	3	代加平 安月勇	专业核心课	助产、护理	√
17	生理学基础 *	3	张正红 杨汛雯	专业核心课	助产、护理	√
18	药物学基础 *	3	张 庆 田卫东	专业核心课	助产、护理	√
19	基础护理 *	3	贾丽萍 宫春梓	专业核心课	助产、护理	√
20	健康评估 *	2	张 展 迟玉香	专业核心课	助产、护理	√
21	母婴护理 *	1	郭玉兰 谭奕华	专业核心课	助产、护理	√

续表

序号	教材名称	版次	主编	课程类别	所供专业	配套教材
22	儿童护理 *	1	董春兰　刘俐	专业核心课	助产、护理	√
23	成人护理（上册）—内外科护理 *	1	李俊华　曹文元	专业核心课	助产、护理	√
24	成人护理（下册）—妇科护理 *	1	林珊　郭艳春	专业核心课	助产、护理	√
25	产科学基础 *	3	翟向红　吴晓琴	专业核心课	助产	√
26	助产技术 *	1	闫金凤　韦秀宜	专业核心课	助产	√
27	母婴保健	3	颜丽青	母婴保健方向	助产	√
28	遗传与优生	3	邓鼎森　于全勇	母婴保健方向	助产	
29	病理学基础	3	张军荣　杨怀宝	专业技能课	护理、助产	√
30	病原生物与免疫学基础	3	吕瑞芳　张晓红	专业技能课	护理、助产	√
31	生物化学基础	3	艾旭光　王春梅	专业技能课	护理、助产	
32	心理与精神护理	3	沈丽华	专业技能课	护理、助产	
33	护理技术综合实训	2	黄惠清　高晓梅	专业技能课	护理、助产	√
34	护理礼仪	3	耿洁　吴彬	专业技能课	护理、助产	
35	人际沟通	3	张志钢　刘冬梅	专业技能课	护理、助产	
36	中医护理	3	封银曼　马秋平	专业技能课	护理、助产	
37	五官科护理	3	张秀梅　王增源	专业技能课	护理、助产	√
38	营养与膳食	3	王忠福	专业技能课	护理、助产	
39	护士人文修养	1	王燕	专业技能课	护理、助产	
40	护理伦理	1	钟会亮	专业技能课	护理、助产	
41	卫生法律法规	3	许练光	专业技能课	护理、助产	
42	护理管理基础	1	朱爱军	专业技能课	护理、助产	

农村医学专业

序号	教材名称	版次	主编	课程类别	配套教材
1	解剖学基础 *	1	王怀生　李一忠	专业核心课	
2	生理学基础 *	1	黄莉军　郭明广	专业核心课	
3	药理学基础 *	1	符秀华　覃隶莲	专业核心课	
4	诊断学基础 *	1	夏惠丽　朱建宁	专业核心课	
5	内科疾病防治 *	1	傅一明　闫立安	专业核心课	
6	外科疾病防治 *	1	刘庆国　周雅清	专业核心课	
7	妇产科疾病防治 *	1	黎　梅　周惠珍	专业核心课	
8	儿科疾病防治 *	1	黄力毅　李　卓	专业核心课	
9	公共卫生学基础 *	1	戚　林　王永军	专业核心课	
10	急救医学基础 *	1	魏　蕊　魏　瑛	专业核心课	
11	康复医学基础 *	1	盛幼珍　张　瑾	专业核心课	
12	病原生物与免疫学基础	1	钟禹霖　胡国平	专业技能课	
13	病理学基础	1	贺平则　黄光明	专业技能课	
14	中医药学基础	1	孙治安　李　兵	专业技能课	
15	针灸推拿技术	1	伍利民	专业技能课	
16	常用护理技术	1	马树平　陈清波	专业技能课	
17	农村常用医疗实践技能实训	1	王景舟	专业技能课	
18	精神病学基础	1	汪永君	专业技能课	
19	实用卫生法规	1	菅辉勇　李利斯	专业技能课	
20	五官科疾病防治	1	王增源	专业技能课	
21	医学心理学基础	1	白　杨　田仁礼	专业技能课	
22	生物化学基础	1	张文利	专业技能课	
23	医学伦理学基础	1	刘伟玲　斯钦巴图	专业技能课	
24	传染病防治	1	杨　霖　曹文元	专业技能课	

药剂、制药技术专业

序号	教材名称	版次	主编	课程类别	配套教材
1	基础化学 *	1	石宝珏　宋守正	专业核心课	
2	微生物基础 *	1	熊群英　张晓红	专业核心课	
3	实用医学基础 *	1	曲永松	专业核心课	
4	药事法规 *	1	王蕾	专业核心课	
5	药物分析技术 *	1	戴君武　王军	专业核心课	
6	药物制剂技术 *	1	解玉岭	专业技能课	
7	药物化学 *	1	谢癸亮	专业技能课	
8	会计基础	1	赖玉玲	专业技能课	
9	临床医学概要	1	孟月丽　曹文元	专业技能课	
10	人体解剖生理学基础	1	黄莉军　张楚	专业技能课	
11	天然药物学基础	1	郑小吉	专业技能课	
12	天然药物化学基础	1	刘诗泱　欧绍淑	专业技能课	
13	药品储存与养护技术	1	宫淑秋	专业技能课	
14	中医药基础	1	谭红　李培富	专业核心课	
15	药店零售与服务技术	1	石少婷	专业技能课	
16	医药市场营销技术	1	王顺庆	专业技能课	
17	药品调剂技术	1	区门秀	专业技能课	
18	医院药学概要	1	刘素兰	专业技能课	
19	医药商品基础	1	詹晓如	专业核心课	
20	药理学	1	张庆　陈达林	专业技能课	

注：1. * 为"十二五"职业教育国家规划教材。
　　2. 全套教材配有网络增值服务。

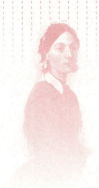

助产专业编写说明

根据教育部的统一部署,全国卫生职业教育教学指导委员会组织全国百余所中等卫生职业教育相关院校,进行了全面、深入、细致的助产专业岗位、教育调查研究工作,制订了助产专业教学标准。标准颁布后,全国卫生行指委全力支持人民卫生出版社规划并出版助产专业国家级规划教材。

本轮教材的特点是:①体现以学生为主体、"三基五性"的教材建设与服务理念。注重融传授知识、培养能力、提高素质为一体,重视培养学生的创新、获取信息及终身学习的能力,注重对学生人文素质的培养,突出教材的启发性。②满足中等卫生职业教育助产专业的培养目标要求。坚持立德树人,面向医疗和妇幼保健等机构,培养从事临床助产和母婴护理保健等工作,德智体美全面发展的技能型卫生专业人才。③有机衔接高职高专助产专业教材。在深入研究人卫版三年制高职高专助产专业规划教材的基础上确定了本轮教材的内容及结构,为建立中高职衔接的立交桥奠定基础。④凸显助产专业的特色。反映科学的孕娩理念,体现助产专业价值,教材内容与工作岗位需求紧密衔接。⑤把握修订与新编的区别。本轮教材是在"十一五"规划教材基础上的完善,因此继承了上版教材的体系和优点,同时注入了新的教材编写理念、创新教材编写结构、更新陈旧的教材内容。⑥整体优化。本套教材注重不同层次之间、不同教材之间的衔接;同时明确整体规划,要求各教材每章或节设"学习目标""工作情景与任务"模块,章末设"思考题或护考模拟"模块,全书末附该课程的实践指导、教学大纲、参考文献等必要的辅助内容。⑦凸显课程个性。各教材根据课程特点选择性地设置"病案分析""知识窗""课堂讨论""边学边练"等模块,50学时以上课程编写特色鲜明的配套学习辅导教材。⑧立体化建设。全套教材创新性地编制了网络增值服务内容,每本教材可凭封底的唯一识别码进入人卫网教育频道(edu.ipmph.com)得到与该课程相关的大量的图片、教学课件、视频、同步练习、推荐阅读等资源,为学生学习和教师教学提供强有力的支撑。⑨与护士执业资格考试紧密接轨。教材内容涵盖所有执业护士考点,且通过章末护考模拟或配套教材的大量习题帮助学生掌握执业护士考试的考点,提高学习效率和效果。

助产专业教材共27种,其中4种仅供助产专业用,其他教材供助产、护理专业共用。全套教材将由人民卫生出版社于2015年7月前分两批出版,供全国各中等卫生职业院校使用。

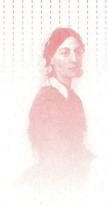

前　言

　　为适应中等卫生职业教育改革与发展的需要,在全国卫生职业教育教学指导委员会指导下,依据教育部颁布的《中等职业学校专业教学标准(试行)》编写了本教材。

　　本教材根据以下原则编写:①体现专业特点:紧紧围绕"面向医疗和妇幼保健机构,培养从事助产和母婴护理保健工作的技能型卫生专业人才"的培养目标,坚持"以病人为中心,以护理程序为基础"的整体护理理念;②注重"三基":按照"必需"、"够用"的原则取舍编写内容,注重基本理论、基本知识和基本技能,重点突出护理工作中健康评估的基本方法和基本技能;③考虑学生的可持续发展:根据构建现代职业教育体系的要求,部分中职学生将升入高职继续学习,在突出技能的同时要为学生的进一步深造打好理论基础。

　　本教材具有以下特点:①体现以学生为主体:每章开始设有"学习目标"、"工作情景与任务",适时插有"边学边练"和"护理警示",章末设有案例型思考题,书后有实训指导,符合中职学生的认知规律。②与执业护士资格考试接轨:执业护士资格考试是助产、护理学生从业的入门考试,教材编写内容尽可能体现最新全国执业护士资格考试大纲内容,思考题题干都是执业护士资格考试 A3/A4 型题干,与执业护士资格考试紧密接轨。③配有配套教材和网络增值服务:配套教材包括学习指导和护考训练两部分,学习指导包括学习小结、重点和难点解析,护考训练题型与全国执业护士资格考试一致;网络增值服务有电子教案、同步练习等内容,可供教师教学和学生学习使用。

　　本教材共分 10 章,主要内容包括健康史评估、常见症状评估、身体评估、心理-社会评估、常用实验室检测、心电图检查、影像学检查、健康资料与护理诊断、健康评估记录书写等。书后实践指导为实践教学和考核提供了方便,常用 201 项护理诊断可供查阅,教学大纲可供教师教学参考。

　　本教材主要适用于中等卫生职业教育助产、护理专业的教师和学生,也可供临床助产和护理工作者参考。

　　各位编者以认真负责的态度和务实高效的作风参与文稿的编写、整理和审阅工作,并得到相关学校的大力支持,在此表示诚挚的感谢! 由于编写的时间紧,编者水平有限,书中肯定有不妥或错误之处,敬请广大师生、读者批评指正!

张　展　迟玉香

2014 年 10 月

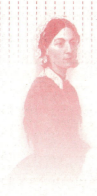

目 录

第一章　绪论 ·· 1

一、健康评估的概念 ·· 1

二、健康评估的内容 ·· 1

三、健康评估的学习方法与要求 ······································ 2

第二章　健康史评估 ·· 4

第一节　健康史评估方法及注意事项 ································ 4

一、健康史评估的方法 ·· 4

二、健康史评估的注意事项 ·· 5

第二节　健康史的内容 ·· 6

一、一般资料 ·· 6

二、主诉 ·· 6

三、现病史 ··· 6

四、既往史 ··· 6

五、用药史 ··· 7

六、生长发育史 ··· 7

七、婚姻史 ··· 7

八、月经生育史 ··· 7

九、家族史 ··· 7

十、系统回顾 ·· 7

第三章　症状评估 ·· 9

第一节　发热 ·· 9

一、病因 ·· 9

二、评估要点 ·· 10

三、主要护理诊断/问题 ··· 13

第二节　疼痛 ……………………………………………………………………… 13
　一、胸痛 …………………………………………………………………………… 13
　二、腹痛 …………………………………………………………………………… 14
第三节　咳嗽与咳痰 …………………………………………………………… 15
　一、病因 …………………………………………………………………………… 15
　二、评估要点 ……………………………………………………………………… 15
　三、主要护理诊断/问题 ………………………………………………………… 15
第四节　咯血 ……………………………………………………………………… 15
　一、病因 …………………………………………………………………………… 15
　二、评估要点 ……………………………………………………………………… 16
　三、主要护理诊断/问题 ………………………………………………………… 16
第五节　呼吸困难 ……………………………………………………………… 16
　一、病因 …………………………………………………………………………… 16
　二、评估要点 ……………………………………………………………………… 16
　三、主要护理诊断/问题 ………………………………………………………… 17
第六节　黄疸 ……………………………………………………………………… 17
　一、病因 …………………………………………………………………………… 17
　二、评估要点 ……………………………………………………………………… 17
　三、主要护理诊断/问题 ………………………………………………………… 17
第七节　恶心与呕吐 …………………………………………………………… 18
　一、病因 …………………………………………………………………………… 18
　二、评估要点 ……………………………………………………………………… 18
　三、主要护理诊断/问题 ………………………………………………………… 18
第八节　呕血 ……………………………………………………………………… 19
　一、病因 …………………………………………………………………………… 19
　二、评估要点 ……………………………………………………………………… 19
　三、主要护理诊断/问题 ………………………………………………………… 20
第九节　腹泻与便秘 …………………………………………………………… 20
　一、腹泻 …………………………………………………………………………… 20
　二、便秘 …………………………………………………………………………… 21
第十节　抽搐与惊厥 …………………………………………………………… 21
　一、病因 …………………………………………………………………………… 22
　二、评估要点 ……………………………………………………………………… 22
　三、主要护理诊断/问题 ………………………………………………………… 22

第四章　身体评估 ……………………………………………………………… 24

第一节　身体评估基本方法 …………………………………… 24
　　一、评估前准备 ………………………………………… 24
　　二、基本方法 …………………………………………… 24
第二节　全身状态评估 ………………………………………… 31
　　一、生命体征 …………………………………………… 31
　　二、意识状态 …………………………………………… 34
　　三、面容和表情 ………………………………………… 35
　　四、发育和体型 ………………………………………… 35
　　五、营养状态 …………………………………………… 36
　　六、体位 ………………………………………………… 36
　　七、步态 ………………………………………………… 37
第三节　皮肤黏膜及浅表淋巴结评估 ………………………… 37
　　一、皮肤黏膜评估 ……………………………………… 37
　　二、浅表淋巴结评估 …………………………………… 40
第四节　头面部及颈部评估 …………………………………… 42
　　一、头面部评估 ………………………………………… 42
　　二、颈部评估 …………………………………………… 46
第五节　胸部评估 ……………………………………………… 48
　　一、胸部的体表标志 …………………………………… 48
　　二、胸壁、胸廓及乳房评估 …………………………… 50
　　三、肺和胸膜评估 ……………………………………… 51
　　四、心脏评估 …………………………………………… 56
　　五、周围血管征评估 …………………………………… 64
第六节　腹部评估 ……………………………………………… 65
　　一、腹部的体表标志和分区 …………………………… 66
　　二、腹部评估 …………………………………………… 67
第七节　肛门与直肠评估 ……………………………………… 75
　　一、评估体位 …………………………………………… 75
　　二、评估方法及内容 …………………………………… 76
第八节　脊柱四肢评估 ………………………………………… 77
　　一、脊柱评估 …………………………………………… 77
　　二、四肢评估 …………………………………………… 79
第九节　神经反射评估 ………………………………………… 80
　　一、生理反射 …………………………………………… 80
　　二、病理反射 …………………………………………… 83
　　三、脑膜刺激征 ………………………………………… 85

第五章　心理-社会评估 88

第一节　心理评估 88
一、心理评估方法 88
二、心理评估内容 89

第二节　社会评估 92
一、社会评估方法 92
二、社会评估内容 93

第六章　常用实验室检测 96

第一节　血液检测 96
一、血液标本采集 96
二、血液常规检测 97
三、其他常用血液检测 100

第二节　尿液检测 101
一、标本采集 101
二、检测内容 102

第三节　粪便检测 104
一、标本采集 104
二、检测内容 104

第四节　常用肾功能检测 105
一、肾小球功能检测 105
二、肾小管功能检测 106
三、血尿酸检测 106

第五节　常用肝功能检测 106
一、蛋白质代谢功能检测 106
二、胆红素代谢检测 107
三、血清酶学检测 107

第六节　浆膜腔穿刺液检测 108
一、标本采集 108
二、一般性状检测 108
三、化学检测 108
四、显微镜检测 109
五、细菌学检测 109

第七节　常用血液生化检测 109
一、血清电解质测定 109
二、血糖测定和糖耐量试验 110

三、血清心肌酶和心肌蛋白测定 ·· 111

四、血清脂质和脂蛋白测定 ··· 112

五、血清淀粉酶和脂肪酶测定 ·· 112

六、甲状腺激素与促甲状腺激素测定 ·· 112

第八节　常用免疫学检测 ··· 113

一、病毒性肝炎血清标志物检测 ··· 113

二、甲种胎儿球蛋白测定 ··· 114

第七章　心电图检查 ··· 115

第一节　心电图基本知识 ··· 115

一、心电图导联 ··· 115

二、心电图各波段的组成与命名 ··· 117

三、心电图的描记 ·· 118

第二节　正常心电图 ·· 119

一、心电图测量 ··· 119

二、心电图各波段正常值 ··· 122

三、心电图的分析方法与临床应用 ·· 123

第三节　常见异常心电图 ··· 124

一、房室肥大 ··· 124

二、心律失常 ··· 126

三、心肌梗死 ··· 129

第四节　动态心电图与心电监护 ·· 132

一、动态心电图 ··· 132

二、心电监护 ··· 132

第八章　影像学检查 ··· 134

第一节　X线检查 ·· 134

一、X线检查的基本原理 ·· 134

二、X线检查的方法 ·· 135

三、X线检查的护理 ·· 135

四、X线检查的临床应用 ·· 137

第二节　超声检查 ·· 141

一、超声的基本知识 ·· 141

二、超声检查的护理 ·· 141

三、超声检查的临床应用 ··· 142

第三节　其他影像学检查 ··· 143

一、电子计算机体层成像检查 ································· 143

二、磁共振成像检查 ······································· 143

第九章　健康资料与护理诊断 ······························· 145

第一节　健康资料 ·· 145

一、健康资料的类型 ······································· 145

二、健康资料的内容 ······································· 145

第二节　护理诊断 ·· 146

一、护理诊断的类型 ······································· 146

二、护理诊断的表述 ······································· 148

三、护理诊断的排序 ······································· 148

第十章　护理评估记录书写 ································· 150

第一节　护理评估记录书写的要求 ··························· 150

一、护理评估记录书写的意义 ······························· 150

二、护理评估记录书写的要求 ······························· 150

第二节　常用护理评估单的种类 ····························· 151

一、入院评估单 ··· 151

二、专项评估单 ··· 156

三、出院评估单 ··· 158

实践指导 ·· 160

实践一　健康史评估 ······································· 160

实践二　一般状态及头颈部评估 ····························· 163

实践三　肺部评估 ··· 166

实践四　心脏评估 ··· 168

实践五　腹部、脊柱、四肢和神经反射评估 ··················· 170

实践六　心、肺、腹异常体征听触训练 ······················· 172

实践七　实验室检测见习及报告单阅读 ······················· 174

实践八　心电图描记及图形分析 ····························· 175

实践九　影像学检查见习 ··································· 177

实践十　健康资料的收集及入院评估单的书写 ················· 178

附录 ·· 180

附录一　常用实验室检测参考值 ····························· 180

附录二　NANDA 的 201 项护理诊断(2009~2011) ·············· 185

教学大纲 …………………………………………………………………… 189

中英文名词对照索引 ……………………………………………………… 196

主要参考文献 ……………………………………………………………… 199

第一章　绪　论

一、健康评估的概念

随着健康观念的转变,护理已从单纯重视病人生活和疾病的护理发展为全面重视病人生理、心理和社会方面对人的健康的影响,实施以病人为中心、以护理程序为基础的整体护理。护理程序包括评估、诊断、计划、实施和评价五个环节,其中评估是执行护理程序的起始环节,又贯穿整个护理过程。健康评估(health assessment)就是运用医学基本理论、基本知识和基本技能收集护理对象的健康资料,并对其现存或潜在的健康问题或生命过程中的反应作出判断,为进一步拟定护理计划、制定护理措施、评价护理效果提供依据。健康评估是助产、护理专业的一门重要专业核心课程,是学习临床护理课程的基础。

二、健康评估的内容

(一) 健康史评估

健康史评估是评估者与被评估者或家属通过询问或交谈等方式收集被评估者目前及既往的健康状况、影响健康状况的相关因素,以及对自己健康状况的认识与反应等健康资料的过程,是护理诊断最重要最基本的依据,也为身体评估、辅助检查提供重要的线索。

(二) 症状评估

症状是病人主观感觉异常或不适,主要通过询问或交谈等方式获取,是健康史的重要组成部分。评估症状的发生、发展和演变过程,是临床护理工作中的重要内容,也是护理诊断和护理评价的重要依据。疾病的症状很多,本课程主要介绍临床常见症状的评估。

(三) 身体评估

身体评估是评估者通过自己的感官或借助简单的检查工具,如听诊器、血压计、体温表、叩诊锤等,对被评估者的身体进行系统检查,了解其身体健康状况的一种评估方法。通过身体评估所发现的异常称为体征。身体评估的基本方法包括视诊、触诊、叩诊、听诊和嗅诊,实践性很强,需要反复训练才能熟练掌握。

(四) 心理-社会评估

心理-社会评估是对被评估者的心理活动、个性特征和社会状况等进行评估,评估方法主要有交谈法、访谈法、调查法、量表测量法等。心理-社会评估收集的资料受主观因素影响较大,在分析和判断时比较困难,做评估结论应慎重。

（五）实验室检测

实验室检测是通过物理学、化学和生物学等实验方法对被评估者的血液、体液、分泌物、排泄物、组织细胞等标本进行检测,获得反映机体功能状态、病理变化和病因等的客观资料,以帮助护士观察和判断病情的变化,作出正确的护理诊断和恰当的护理评估。护士应重点掌握各种标本的采集和检测结果的判断。

（六）心电图检查

心电图检查是利用心电图机从体表记录心脏每一心动周期所产生电活动变化的曲线图形。心电图对心律失常和传导障碍有确诊价值;对诊断急性心肌缺血和梗死简便、快速、可靠而实用;对其他多种心脏疾病诊断有重要参考价值;同时,广泛应用于重症监护、手术麻醉、用药观察等。

（七）影像学检查

影像学检查是利用现代科学技术,借助不同的成像手段,显示人体内部器官和结构的影像,从而了解人体解剖、生理及病理变化,以协助诊断疾病。临床常用的影像学检查有 X 线检查、超声波检查、X 线计算机体层成像（CT）检查、磁共振成像（MRI）检查等。

（八）健康资料与护理诊断

健康资料不仅是护理评估和形成护理诊断的基础,而且可为制定和实施护理计划及其评价提供依据。按照采集方法可分为主观资料和客观资料,按照提供的时间可分为目前资料和既往资料。护理诊断是对收集的健康资料进行整理、分析、判断,发现被评估者现存的或潜在的健康问题。准确收集、核实、整理资料是护理诊断的前提,科学的思维分析方法是作出护理诊断的保证。

（九）健康评估记录

健康评估记录是有关病人的健康状况、护理诊断、预期目标、护理措施及效果评价的护理活动的系统记录,是护士为解决健康问题、提供护理服务全过程的记录,是护理临床、教学、科研的重要资料,也是医疗纠纷的重要法律依据。本教材重点介绍入院评估单、部分专项评估单和出院评估单的书写。

三、健康评估的学习方法与要求

健康评估是一门实践性很强的课程,在课堂教学中多用案例教学、情景模拟教学、角色扮演教学、项目教学、任务引领教学等教学方法,注重理论联系临床。同时,要通过校内实训、医院临床见习、实习等环节加强实践教学,注重学生基本技能和临床思维的训练,提高学生的实践动手能力。在学习过程中,学生要勤于思考、勤于动口、勤于动手,反复训练,精益求精。注意职业素养的培养,学会与人交流和沟通,体现人文关怀。

本课程学习中,应达到如下要求:

1. 具有良好的职业道德和伦理观念,关爱被评估者,保护其隐私。
2. 具有良好的护患沟通能力、团队意识、安全意识。
3. 在掌握常见症状的基础上,能熟练进行健康史采集。
4. 掌握身体评估的内容和方法,熟悉评估结果判断及临床意义,能独立熟练进行系统、全面和规范的身体评估。

5. 熟悉常用实验检测的正常参考值及异常结果的临床意义,掌握各种标本的采集。

6. 掌握心电图的基本知识,熟悉心电图各波段正常范围及常见异常心电图的特征,学会正确描记心电图。

7. 掌握常用影像学检查的护理。

8. 能根据健康史、身体评估、心理-社会评估和辅助检查等健康资料进行综合分析,作出护理诊断,并正确记录。

(张 展)

 思考题

李大爷,69 岁,患"慢性支气管炎"、"慢性阻塞性肺气肿"、"慢性肺源性心脏病"多年。因天气变冷受凉后病情复发收入院。

请问:护士应从哪些方面对病人进行评估?

第二章　健康史评估

学习目标

1. 具有尊重被评估者、保护其隐私的意识。
2. 掌握健康史评估的主要内容。
3. 熟练掌握健康史评估的方法。
4. 学会与被评估者及家属有效沟通。

工作情景与任务

导入情景：

　　刘女士，29岁，上街买菜时突然右下腹剧烈疼痛伴有阴道点滴出血，家属紧急送入医院，痛苦面容，血压100/50mmHg，阴道有少量暗红色血液，宫颈举摆痛明显。

工作任务：

1. 做好对该病人进行健康史评估的准备。
2. 评估完后整理健康史的主要内容。

　　健康史包括被评估者目前、以往的健康状况及影响因素，被评估者对自己身体和心理的认识和反应。健康史评估是护理程序的第一步，通过评估者与被评估者之间有目的、有计划地交谈，系统地收集被评估者的健康资料，为进一步提出护理诊断、制定护理措施、从而实施护理计划提供重要依据，也为身体评估提供线索。

第一节　健康史评估方法及注意事项

一、健康史评估的方法

　　问诊是健康史评估的主要方法。问诊是评估者通过有目的的询问、交谈从而获得被评估者健康史有关资料，是护理人员必须掌握的基本技能之一。以下介绍问诊的工作程序。

（一）准备阶段

1. 了解被评估者的情况　与其他医务人员、被评估者亲属或同事交流，了解被评估者的一般情况、病史及社会背景等,列出要提出的问题,以便问诊更有目的。

2. 环境的准备 环境应清洁、安静、舒适,具有私密性,涉及被评估者隐私时可关门、用屏风遮挡,嘱其他人离去。

3. 安排恰当的时间 一般安排好入院事项后,评估者即可通过问诊采集健康史。注意避免检查、治疗的干扰,避开被评估者进餐、睡眠等不方便的时间。

4. 评估者自身的准备 保持衣帽整洁、仪表端庄、态度诚恳。明确交谈的目的。

(二) 开始问诊阶段

1. 评估者要有礼貌地称呼被评估者姓名,避免直接叫"床号",为增加亲近感,有时也可根据被评估者情况称呼"大爷"、"阿姨"等。

2. 佩戴好胸牌,做自我介绍,增加信任感,并说明职责。

3. 讲明问诊的目的及其重要性。

4. 交待谈话可能需要的时间,并承诺对其健康史,特别是隐私性内容保密。

(三) 沟通交流阶段

应用多种沟通交流技巧鼓励被评估者顺畅、清晰地说出自己的感受及病情变化过程,才能收集到需要的健康资料。主要的沟通技巧有:

1. 提问的技巧 一般使用开放式提问,有时也使用封闭式提问或半开放式提问,根据问诊的目的、资料的内容来确定。①开放式提问所涉及的问题范围广泛、内容比较笼统,被评估者可根据自己的情况描述自己的感觉和观点等,评估者也能获得比较丰富的资料,避免主观判断。如:"你怎么了?""你哪里不舒服?"等。②封闭式提问所涉及的问题范围狭窄、内容具体,被评估者只能在二者之间做选择或针对具体问题做简短回答。如:"你头痛吗?""有没有发烧?""腹泻多长时间了?"。③半开放式提问,如:"除了腹痛外,你还有别的不舒服的地方吗?"

2. 倾听的技巧 倾听不只是要求听到被评估者的言语,而是要求评估者注意力集中,全身心投入,抓住重要信息,把握关键点,引导被评估者深入交谈。

3. 把握问诊方向 当一个问题已经说清楚,评估者应适时地提出新的提问,避免被评估者滔滔不绝地诉说,对于被评估者谈到的关键点要进行核实及详细询问。当被评估者谈话方向偏离主题时,评估者应及时进行引导、启发或再次强调问题使其回到正题。

(四) 结束阶段

当评估者已经获得所需资料,不再提出新问题时,问诊结束。将所收集资料进行概括,得到被评估者的确认,简单介绍下一步的计划,感谢被评估者的合作,结束此次问诊。

二、健康史评估的注意事项

1. 注意沟通方式 ①避免诱导式提问,以防被评估者随声附和使资料失真,导致信息错误。②避免重复提问,重复提问会使被评估者产生不信任感、烦躁等,影响继续问诊。评估者在提问时应注意力集中,记录重要信息,注意目的性和系统性。

2. 注意避免使用专业性、难于理解的医学术语 问诊中应使用通俗易懂、简单清楚的语言,避免使用难懂的医学术语,如"子痫"、"临产"、"心悸"等,以免被评估者顺口称是,影响资料的真实性。

3. 注意文化背景 被评估者的语言、知识水平、民族习惯、宗教信仰等差异,会影响评估者与被评估者的沟通,评估者应理解和尊重被评估者的信仰和价值观,灵活应用沟通方式,以保证问诊的有效进行。

4. 注意年龄差异　被评估者的年龄不同,沟通的能力存在差异。对于婴幼儿,评估者可通过与家长、照顾者沟通获取信息,对被评估者的观察等收集资料。老年人因听力、视力、记忆力等功能的减退,问诊时应注意语言简单、易懂,缓慢、音量提高,判断是否听懂,并给予足够的时间思考,必要时需问诊其照顾者。

5. 注意病情轻重　病情较轻者,入院后应尽早评估健康史。病情危重者,应在简要评估后实施抢救,待无生命危险后,再进行健康史的评估。

第二节　健康史的内容

健康史(health history)主要包括被评估者一般资料、主诉、现病史、既往史、用药史、生长发育史、婚姻史、月经生育史、家族史、系统回顾等内容。

一、一般资料

一般资料包括被评估者姓名、性别、年龄、国籍、民族、婚姻、职业、籍贯、信仰、住址电话及邮政编码、文化程度、联系人及关系、入院日期及时间、入院方式、入院医疗诊断、记录日期、健康史资料来源及可靠程度、医疗费用支付方式等。了解性别、年龄、职业等可为某些疾病评估提供有用的信息。

二、主诉

主诉(chief complaint)是被评估者感受到的最主要、最明显、最痛苦的症状或体征及其持续时间,是本次就诊最主要的原因。主诉要求语句简明扼要、高度概括,一般不应超过 20 个字。如"不规则下腹痛 1 天、阴道流血 4 小时"。主诉一般为症状的描述,用医学术语,不采用医学诊断,若主要症状或体征超过 1 个以上,应按其发生的先后顺序记录,一般不超过 3 个主要症状或体征。

三、现病史

现病史(history of present illness)是围绕主诉详细描述被评估者发病后健康问题的发生、发展、自我应对及诊治的全过程,是健康史的主体部分。内容包括:

1. 患病时间与起病情况　包括患病的具体时间、起病的急缓、病程的长短等,有无相关的病因或诱因。

2. 主要症状及发展　按症状发生的先后详细描述其发生部位、性质、强度、发作频率及持续时间、有无缓解或加重的因素,主要症状的变化过程及有无新的症状出现。

3. 伴随症状　与主要症状同时或随后出现的其他症状,详细记录其发生的时间、特点及演变情况,与主要症状之间的关系等。

4. 自我应对及诊治经过　患病后自服了何种药物,采取了何种护理措施,曾在何时、何地做过何种检查,相关诊断、治疗方法及所用药物情况,治疗效果等。

四、既往史

既往史(past history)包括被评估者以前的健康状况和曾患过的疾病、外伤史、手术史、预防接种史、过敏史等。主要内容：①有无慢性疾病史，如心血管疾病、肾脏疾病、糖尿病等；②有无传染病史，如结核病、病毒性肝炎等；③有无外伤手术史，如剖宫产手术史、骨折史等；④有无过敏史，包括食物、药物及其他已知的过敏物质。

五、用药史

用药史（medication history）主要指曾用过哪些药物及当前正在使用的药物。对于曾用过的药物主要需了解使用药物的种类，有无不良反应。对于正在使用的药物，应详细询问用药情况如药名、剂量、用法、效果及不良反应等。询问用药史的目的是了解被评估者用药情况为本次用药提供参考，指导正确用药，避免药物间相互作用给被评估者带来伤害。

六、生长发育史

生长发育史（growth and development history）是反映被评估者健康的重要指标之一，了解被评估者出生时的状况、营养状况、身高、体重、发育等，根据被评估者所处的生长发育阶段来判断其生长发育是否正常。对于儿童可通过询问其家长了解出生时的情况如分娩方式、出生体重、Apgar 评分、治疗情况等。

七、婚姻史

婚姻史（marital history）包括婚姻状况、结婚年龄、性生活状况、夫妻关系、配偶情况如健康状况、职业、习惯等。

八、月经生育史

（一）月经史

月经史（menstrual history）包括月经初潮年龄、月经周期及经期时间，经血量和颜色，经期有无特殊症状如痛经、胃肠功能紊乱等，末次月经时间，闭经时间等。月经史记录如下：

$$初潮年龄 \frac{行经天数}{月经周期} 末次月经时间(LMP) 或绝经年龄$$

（二）生育史

生育史（childbearing history）包括妊娠生育次数、时间，流产次数、时间，有无死产、手术史、分娩史，新生儿状况等。

九、家族史

家族史（family history）主要了解被评估者的父母、兄弟姐妹、子女及其他亲属的健康状况。特别了解是否有与被评估者相同的疾病，有无与遗传有关的疾病，以明确遗传、环境及家庭对被评估者健康的影响。

十、系统回顾

系统回顾（review of systems）是通过回顾被评估者各系统有无相关症状及问题，全面评估以往的健康问题与这次健康问题的关系。系统回顾的内容见表2-1。

表2-1 系统回顾内容

项目	内　容
头颅五官	有无听力视力障碍、耳晕、耳鸣、五官疼痛、出血等
呼吸系统	有无呼吸困难、胸闷、气紧、咳嗽、咳痰、咯血、胸痛等
循环系统	有无心悸、心前区疼痛、水肿、血压升高、血栓等
消化系统	有无恶心、呕吐、腹痛、腹泻、便血、便秘等
泌尿生殖系统	有无尿频、尿急、尿痛、血尿、阴道分泌物异常、阴道出血等
内分泌及代谢	有无多饮、多尿、潮热、出汗、异常闭经、肥胖或消瘦等
血液系统	有无头晕、眼花、乏力、瘀斑、瘀点等
肌肉骨骼系统	有无关节肌肉红、肿、热、痛,运动障碍、肌肉无力等
神经系统	有无感觉障碍、抽搐、瘫痪等
精神状态	有无意识障碍、记忆障碍、思维异常、情绪异常等

边学边练

实践一　健康史评估

（曹学华）

思考题

刘女士,31 岁,因"停经39 周,下腹痛 2 小时"入院待产。

请问:

护士收集孕妇健康史资料,需问诊哪些内容?

第三章 症状评估

症状(symptom)是指病人主观上感觉的异常或不适。许多疾病的主要症状是病人就诊的主要原因,正确评估症状是提出护理诊断的基础。

第一节 发 热

正常人的体温在体温调节中枢的协调下,维持产热和散热呈动态平衡。正常人体温是相对恒定的,体温一日内波动范围不超过1℃,超过正常范围称为发热(fever)。

一、病因

1. 感染性发热　由各种病原微生物如病毒、细菌、支原体、螺旋体、立克次体等引起,细菌和病毒最常见。
2. 非感染性发热　见于①无菌性坏死物质的吸收:如大手术后、大面积烧伤、急性心肌

知识窗

发热的发生机制

正常情况下,人体的产热和散热保持动态平衡。由于致热原和非致热原因素导致的产热增加和散热减少,则出现发热,以致热原因素为主。

1. 致热原性发热　致热原有外源性和内源性。外源性致热原包括各种病原微生物及其产物,其分子大,不能通过血-脑屏障作用于体温调节中枢,因此不直接引起发热。内源性致热原存在于中性粒细胞和巨噬细胞中,其分子小,可通过血-脑脊液屏障,外源性致热原进入机体后激活内源性致热原,作用于体温调节中枢,使调定点上升引起发热。

2. 非致热原性发热　体温调节中枢直接受损如颅脑外伤、出血、炎症等;产热过多如癫痫持续状态、甲状腺功能亢进症等;散热减少如广泛性皮肤病、心力衰竭等。

梗死等。②抗原-抗体反应:如风湿热、药物热等。③内分泌与代谢疾病:如甲状腺功能亢进症、重度脱水或失血等。④体温调节中枢功能失常:如中暑、脑出血、脑外伤等。⑤其他:如皮肤病所致散热减少、自主神经功能紊乱所致原发性低热等。

二、评估要点

(一)分期

1. **体温上升期** 产热大于散热,表现为疲乏、不适感、肌肉酸痛、皮肤苍白、干燥无汗、畏寒,有时伴寒战等症状。

2. **高热期** 体温维持在较高的水平,皮肤潮红而灼热,呼吸、心率增快。

3. **体温下降期** 由于病因的消除或药物的应用,使散热大于产热,体温恢复正常。

(二)热型

将每天测得的体温数值描记在体温单上,用直线将各点连接起来形成体温曲线,该曲线的规律性称热型(表3-1,图3-1~图3-6)。

表3-1 常见热型

种 类	特 点	临 床 意 义
稽留热	体温39~40℃,24小时内波动<1℃,持续数天或数周	大叶性肺炎、伤寒
弛张热(败血症热)	体温>39℃,24小时内波动>2℃,体温最低时仍高于正常水平	败血症、重症肺结核、风湿热
间歇热	体温骤升>39℃,持续数小时后又骤然降至正常水平,经过数小时或数天后又突然升高,高热期与无热期交替出现	疟疾、急性肾盂肾炎
波状热	体温逐渐上升≥39℃,几天后降到正常,维持数天后又逐渐升高,交替出现	布鲁菌病
回归热	体温急骤上升≥39℃,数天后又骤降到正常,维持数天后又骤升,交替出现	回归热、霍奇金病
不规则热	发热的体温曲线无一定规律	结核病、风湿热、渗出性胸膜炎、癌性发热等

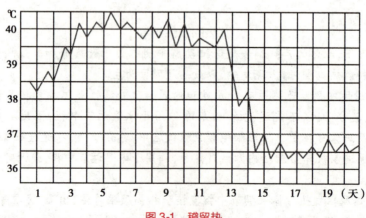

图3-1 稽留热

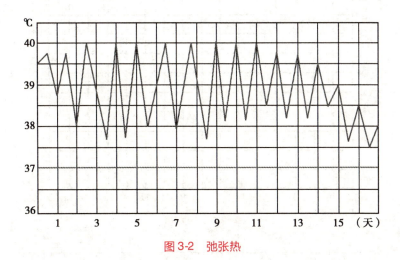

图 3-2 弛张热

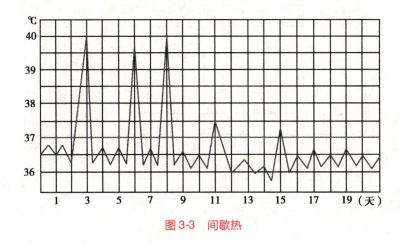

图 3-3 间歇热

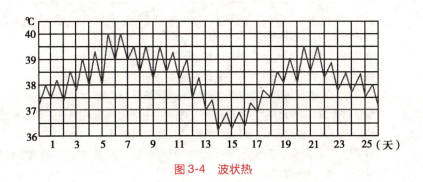

图 3-4 波状热

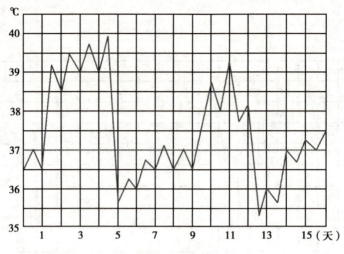

图 3-5　回归热

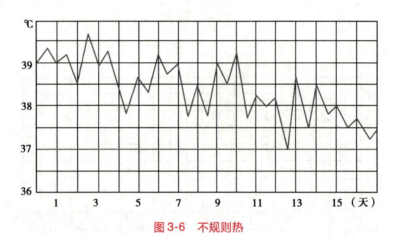

图 3-6　不规则热

（三）伴随症状

见表 3-2。

表 3-2　发热常见伴随症状

伴随症状	常 见 疾 病
寒战	肺炎球菌肺炎、败血症、胆囊炎、流行性脑脊髓膜炎、疟疾等
结膜充血	麻疹、流行性出血热、钩端螺旋体病、斑疹伤寒等
单纯疱疹	肺炎球菌肺炎、疟疾、流行性脑脊髓膜炎等
皮疹	麻疹、风疹、水痘、伤寒、猩红热、药物热、风湿热等
皮肤黏膜出血	流行性出血热、败血症、急性白血病、急性再生障碍性贫血等急性传染病和血液病
淋巴结肿大	传染性单核细胞增多症、淋巴结结核、局灶性化脓性感染、白血病、转移癌等
肝脾肿大	病毒性肝炎、肝及胆道感染、疟疾、伤寒、急性血吸虫病、白血病、恶性淋巴瘤等
关节肿痛	风湿热、败血症、猩红热、痛风等

（四）诊疗与护理经过

是否采取物理降温措施及疗效，是否用药，药物名称、剂量及疗效。

三、主要护理诊断/问题

1. 体温过高 与病原体感染及体温调节中枢功能障碍等有关。
2. 体液不足 与出汗过多和(或)液体摄入不足有关。

第二节 疼 痛

疼痛是一种不愉快的感觉,常提示有机体损伤。任何形式的刺激,达到一定的强度,都能引起疼痛。疼痛对机体的正常生命活动具有保护作用,但强烈或持久的疼痛可导致生理功能紊乱,甚至休克。本节主要介绍胸痛和腹痛。

一、胸痛

(一) 病因

1. 呼吸系统疾病 胸膜炎、自发性气胸、支气管肺癌等。
2. 心血管疾病 冠状动脉硬化性心脏病(心绞痛、心肌梗死)、急性心包炎、夹层动脉瘤等。
3. 胸壁疾病 带状疱疹、肋间神经炎、肋骨骨折等。
4. 其他 如纵隔肿瘤、食管炎、食管癌等。

(二) 评估要点

1. 部位 胸膜炎引起的胸痛多在腋下。心绞痛及心肌梗死的胸痛多在胸骨后方和心前区或剑突下,可向左肩和左臂内侧放射,甚至达无名指与小指。胸壁疾病的胸痛常固定在病变部位,局部伴有压痛;带状疱疹疼痛常沿病侧肋间神经分布,不超过体表中线。

2. 性质 气胸的胸痛在初期呈撕裂样疼痛;胸膜炎的胸痛常呈隐痛、钝痛和刺痛;心绞痛和心肌梗死的胸痛呈压榨性;夹层动脉瘤常突然发生胸背部撕裂样剧痛或钻痛伴窒息感、恐惧、濒死感;带状疱疹呈刀割样或灼热样剧痛;食管炎多呈烧灼痛。

3. 持续时间 心绞痛发作时间短暂(持续 1~5min),而心肌梗死疼痛持续时间很长(数小时或更长)且不易缓解。炎症、肿瘤、栓塞或梗死所致疼痛呈持续性。

4. 诱发与缓解因素 胸膜炎的胸痛可因咳嗽或用力呼吸而加剧;心绞痛发作可在劳力或精神紧张时诱发,休息后或含服硝酸甘油酯后缓解,而心肌梗死所致疼痛则无明显诱因和缓解方式;胸壁疾病所致的胸痛常于局部压迫或胸廓活动时加剧;反流性食管炎的胸骨后烧灼痛,在服用抗酸剂后减轻或消失。

5. 伴随症状 见表3-3。

表3-3 胸痛常见伴随症状

伴 随 症 状	常 见 疾 病
吞咽困难	食管疾病,反流性食管炎等
咳嗽或咯血	肺部疾病可能为肺炎、肺结核或肺癌等
呼吸困难	肺部较大面积病变的大叶性肺炎或自发性气胸、渗出性胸膜炎以及过度换气综合征等
面色苍白、大汗、血压下降或休克	急性心肌梗死等

（三）主要护理诊断/问题

1. 急性疼痛、胸痛　与心肌缺血、胸膜炎症等有关。

2. 焦虑　与疼痛引起不适有关。

二、腹痛

（一）病因

1. 腹腔脏器炎症　胃肠炎、胆囊炎、阑尾炎、胃肠穿孔等。

2. 腹腔脏器梗阻　肠梗阻、胆结石、尿路结石等。

3. 脏器扭转或破裂　肠扭转、卵巢扭转，肝脾破裂、异位妊娠破裂等。

4. 消化性溃疡　胃、十二指肠球部溃疡等。

5. 消化系统肿瘤　胃癌、肝癌、胰腺癌、结肠癌等。

（二）评估要点

1. 部位　腹痛的部位多为病变部位。胆囊炎、胆结石症多引起右上腹痛；胰腺炎、胰腺癌多引起左上腹痛；阑尾炎引起右下腹疼痛等。

2. 性质与程度　突发的刀割样痛多见胃、十二指肠溃疡急性穿孔；阵发性剑突下钻顶样痛见胆道蛔虫症；阵发性绞痛多见胆道结石、泌尿道结石；突发全腹部持续性剧痛，伴腹肌紧张提示急性弥漫性腹膜炎。

3. 诱发与缓解因素　胆囊炎、胆石症的疼痛常因进食高脂饮食而诱发；胃十二指肠溃疡急性穿孔、急性胰腺炎、急性胃扩张多因暴饮暴食而诱发；胃溃疡的疼痛为饭后痛；十二指肠溃疡的疼痛为空腹痛或夜间痛；反流性食管炎病人烧灼痛在躯体前屈时明显，直立位时减轻。

4. 伴随症状　见表3-4。

表3-4　腹痛常见伴随症状

伴随症状	常 见 疾 病
寒战高热	急性腹痛的腹腔脏器急性炎症，如急性胆道感染、肝脓肿等。慢性腹痛伴有发热，见腹腔脏器慢性炎症、脓肿和恶性肿瘤
休克	急性腹痛的肝、脾破裂，异位妊娠破裂，急性胃肠穿孔等
黄疸	肝胆系统疾病及胰腺疾病
呕吐	肠梗阻、急性胃肠炎、幽门梗阻等
血便	溃疡性结肠炎、结肠癌、肠结核、急性出血性坏死性肠炎等
血尿	尿路结石、急性膀胱炎等

（三）主要护理诊断/问题

1. 疼痛:腹痛　与腹部炎症、腹腔脏器梗阻有关。

2. 焦虑　与腹痛经常发作及担心疾病预后不良有关。

第三节　咳嗽与咳痰

咳嗽（cough）是机体的一种保护性反射动作，借以排除呼吸道内的异物、分泌物等。但频繁的剧烈咳嗽会损伤机体。咳痰（expectoration）是借助咳嗽动作将呼吸道内分泌物、异物排出口腔外的现象。

一、病因

1. 呼吸道疾病　呼吸道感染、变态反应、理化因素刺激、肿瘤等，呼吸道感染最常见。
2. 胸膜疾病　各种原因所致的胸膜炎、自发性气胸等。
3. 心血管疾病　左心衰竭引起肺瘀血或肺水肿、肺栓塞等。
4. 其他　脑炎、脑膜炎、服用血管紧张素转化酶抑制剂、胃食管反流病、心理性咳嗽等。

二、评估要点

1. 咳嗽的性质　咳嗽分为干性和湿性。①干性咳嗽：咳嗽无痰或痰量甚少，多为刺激性咳嗽，如急性咽喉炎、急性支气管炎初期、胸膜炎、轻症肺结核、肺癌等。②湿性咳嗽：咳嗽伴排痰，如慢性支气管炎、细菌性肺炎、支气管扩张症、肺脓肿等。
2. 咳嗽的时间　骤然发生的咳嗽见于气管异物、吸入刺激性气体等；长期慢性咳嗽见于慢性支气管炎、支气管扩张症等；夜间阵发性咳嗽见于左心功能不全。
3. 咳嗽的音色　咳嗽时声音嘶哑见于声带炎、喉炎、喉癌等；犬吠样见于会厌、喉头疾患等；金属调见于纵隔肿瘤、支气管肺癌等。
4. 痰的性状　白色或无色黏液痰见于慢性咽炎、急性支气管炎、慢性支气管炎、支气管哮喘等；黄色脓痰见于呼吸道化脓性感染；铁锈色痰见于大叶性肺炎；棕红色胶冻样痰见于克雷白杆菌肺炎；粉红色泡沫样痰见于急性肺水肿。
5. 伴随症状　常伴有发热、胸痛、呼吸困难、咯血等。
6. 诊断、治疗与护理经过　可否有效咳嗽、咳痰，是否服用过祛痰止咳药，是否采取促进排痰的措施。

三、主要护理诊断/问题

1. 清理呼吸道无效　与痰液黏稠、极度虚弱及胸腹部手术有关。
2. 睡眠型态紊乱　与夜间咳嗽频繁有关。

第四节　咯　　血

咯血（hemoptysis）是指喉部及喉以下的呼吸道和肺部出血，经口腔咯出。

一、病因

1. 支气管肺疾病　支气管扩张症、支气管肺癌、肺结核等。

2. **心血管疾病** 左心衰所致肺水肿。

3. **其他** 某些急性传染性疾病如钩端螺旋体病、止血和凝血功能障碍性疾病、肺出血-肾炎综合征、尿毒症等。

二、评估要点

1. **年龄** 青壮年咯血主要见肺结核、支气管扩张症和风湿性心脏病二尖瓣狭窄；中老年人咯血考虑原发性支气管肺癌。

2. **咯血量** 每日咯血量在100ml以内为少量，100～500ml为中量，500ml以上或每次咯血量100～500ml为大量。大量咯血主要见于支气管结核、支气管扩张症，支气管肺癌常表现为痰中带血。

3. **窒息的先兆** 观察有无胸闷、气急、发绀、烦躁、神色紧张、面色苍白、呼吸不畅等的表现。

4. **伴随症状** 常伴发热、胸痛、咳嗽等。

三、主要护理诊断/问题

1. **有窒息的危险** 与大量咯血有关。

2. **恐惧** 与大量咯血有关。

第五节 呼 吸 困 难

呼吸困难(dyspnea)是指病人主观上感觉空气不足、呼吸费力，客观上表现呼吸运动用力，严重时出现张口呼吸、鼻翼翕动、端坐呼吸甚至发绀，可有呼吸频率、节律和深度的改变。

一、病因

1. **呼吸系统疾病** 常见于①气道阻塞性疾病：呼吸道炎症、水肿、肿瘤或异物所致的狭窄、阻塞或支气管哮喘、慢性阻塞性肺疾病等。②肺部疾病：肺的炎症病变、肺不张、肺瘀血、肺水肿、支气管肺癌等。③胸壁、胸廓、胸膜疾病：胸壁及胸膜炎症、胸腔积气或积液、严重胸廓畸形、广泛性胸膜粘连、外伤等。

2. **循环系统疾病** 心力衰竭、心包压塞、肺栓塞等。

3. **中毒性疾病** 镇静麻醉剂类药物中毒、有机磷农药中毒、一氧化碳中毒、氰化物中毒等。

4. **神经精神性疾病** 脑出血、脑肿瘤、脑膜炎等。

5. **血液疾病** 重度贫血、异常血红蛋白血症等。

二、评估要点

1. **肺源性呼吸困难** 最常见，吸气性呼吸困难表现为吸气显著费力，吸气缓慢，时间延长；呼气性呼吸困难表现为呼气显著费力，呼气缓慢，时间延长；混合性呼吸困难表现为吸气呼气均感费力。

2. 心源性呼吸困难　表现为活动时发生或加重,休息时消失或缓解;平卧时发生或加重,坐位时减轻或缓解,病人常取端坐位或半卧位呼吸;急性左心功能不全时可发生夜间阵发性呼吸困难(心源性哮喘)。

3. 中毒性呼吸困难　表现为呼吸缓慢、变浅伴有呼吸节律异常,如潮式呼吸或间停呼吸。

4. 神经精神性呼吸困难　神经性呼吸困难表现为双吸气、呼吸遏制;精神性呼吸困难表现为表浅而频率快,伴有叹气样呼吸或出现手足抽搐。

5. 血源性呼吸困难　表现为呼吸表浅、急促、心率增快。

6. 诊疗与护理经过　是否氧疗及其使用浓度、流量、疗效。

三、主要护理诊断/问题

1. 低效性呼吸型态　与上呼吸道阻塞、狭窄及心肺功能衰竭有关。

2. 活动无耐力　与呼吸困难加重能量和血氧消耗有关。

第六节　黄　疸

黄疸(jaundice)是由于胆红素代谢障碍,引起血清中胆红素增高,使皮肤、黏膜和巩膜黄染。

一、病因

1. 溶血性黄疸　自身免疫性溶血性贫血、误输异型血、蚕豆病、新生儿溶血、地中海贫血等。

2. 肝细胞性黄疸　病毒性肝炎、中毒性肝炎、肝癌、肝硬化、钩端螺旋体病、败血症等。

3. 胆汁瘀积性黄疸(阻塞性黄疸)　原发性胆汁性肝硬化、胆管炎、胆道蛔虫病、胆管癌、胰头癌、壶腹癌等。

4. 先天性黄疸　Gilbert 综合征、Rotor 综合征、Dubin-Johnson 综合征等。

二、评估要点

1. 确认有无黄疸　通过实验室检测与服用药物或食物的胡萝卜素血症引起的皮肤黄染相区别。

2. 临床特点　伴寒战、发热、头痛、四肢腰背酸痛、呕吐等表现,尿呈酱油色见于溶血性黄疸;伴全身乏力、食欲缺乏、厌油、恶心、腹胀、肝区不适或疼痛、肝脏肿大等见于肝细胞性黄疸;黄疸颜色较深,伴皮肤瘙痒、心动过缓、粪便色变浅见于胆汁瘀积性黄疸。

三、主要护理诊断/问题

1. 体像紊乱　与黄疸导致皮肤黏膜黄染有关。

2. 舒适度改变　与皮肤瘙痒有关。

第七节　恶心与呕吐

恶心(nausea)为上腹部不适、紧迫欲吐的感觉。呕吐(vomiting)是胃强烈收缩导致胃或部分小肠的内容物,经食管逆流口腔而排出体外的现象。

一、病因

1. 反射性呕吐　常见于:①咽部受到刺激,如吸烟、剧咳、鼻咽部炎症等;②胃、十二指肠疾病,如胃肠炎、消化性溃疡、急性胃扩张或幽门梗阻等;③肠道疾病,如急性阑尾炎、各型肠梗阻、急性出血坏死性肠炎等;④肝胆胰疾病,如急性肝炎、肝硬化、肝瘀血、急慢性胆囊炎或胰腺炎等;⑤其他疾病,如急性腹膜炎、肾及输尿管结石、急性肾盂肾炎、急性盆腔炎、异位妊娠破裂、心肌梗死等。

2. 中枢性呕吐　常见于:①神经系统疾病,如颅内感染、脑血管疾病、颅脑损伤等;②全身性疾病,如尿毒症、肝性脑病、糖尿病酮症酸中毒等;③药物,如抗生素、抗肿瘤药、洋地黄、吗啡等。

3. 前庭功能障碍性呕吐　常见于内耳迷路病变、Meniere 病、晕动症等。

二、评估要点

1. 呕吐的时间　晨起出现见于尿毒症、慢性酒精中毒或功能性消化不良,鼻窦炎;育龄期妇女晨起呕吐见于早期妊娠;晚上或夜间呕吐见于幽门梗阻。

2. 呕吐与进食的关系　餐后近期呕吐,特别是集体发病者,多由食物中毒所致;餐后即刻呕吐,可能为精神性呕吐;餐后 1 小时以上呕吐称延迟性呕吐,提示胃张力下降或胃排空延迟;餐后较久或进餐后呕吐,见于幽门梗阻。

3. 呕吐的特点　恶心较轻或缺如,见于精神性或颅内高压性呕吐,后者呈喷射状呕吐。

4. 呕吐物的性质　发酵、腐败气味提示胃潴留,粪臭味提示低位小肠梗阻。不含胆汁梗阻多在十二指肠乳头以上,含多量胆汁则提示在此平面以下。含有大量酸性液体者多有胃泌素瘤或十二指肠溃疡,无酸味者可能为贲门狭窄或贲门失弛缓症所致。

5. 诊疗及护理经过　是否做过 X 线钡餐、胃镜,血糖、尿素氮、血清电解质等检查及结果。

三、主要护理诊断/问题

1. 体液不足　与呕吐导致的体液丢失及摄入不足有关。
2. 有电解质失衡的危险　与长期频繁呕吐及摄入不足有关。

第八节 呕 血

 工作情景与任务

导入情景：

张先生,56岁,肝硬化病史10余年。近2日自觉上腹部不适,解黑色大便,今日在家进食较硬食物后,感上腹不适,呕鲜血约300ml,伴头晕、眼花、心悸,急诊入院。

工作任务：

1. 观察张先生的呕吐情况。
2. 评估张先生的出血量。

呕血(hematemesis)是上消化道疾病(包括食管、胃、十二指肠、肝、胆、胰腺疾病)或全身性疾病所致的急性上消化道出血,血液经口腔呕出。

一、病因

1. 食管疾病　如食管静脉曲张破裂、食管癌、食管异物损伤等。
2. 胃与十二指肠疾病　如消化性溃疡、急性糜烂性出血性胃炎、胃癌等。
3. 肝、胆道、胰腺疾病　如肝硬化门脉高压症、肝癌、胆管癌、胰头癌等。
4. 急性传染病　如流行性出血热、钩端螺旋体病等。
5. 血液病　如白血病、再生障碍性贫血、血小板减少性紫癜、血友病等。

二、评估要点

1. 与咯血鉴别　见表3-5。

表3-5　咯血和呕血的鉴别

鉴别要点	咯 血	呕 血
病史	呼吸道疾病或心脏病史	有胃病或肝硬化病史
出血前表现	常有症状,咽喉发痒或咳嗽	恶心、上腹部不适
出血方式	咳出	呕出
血液颜色	鲜红	暗红或棕褐色
血液内混合物	常混有泡沫及痰,碱性	常混有食物残渣,酸性
黑便	除非咯血咽下,否则不会有黑便	常有黑便、呈柏油样便
出血后痰的状态	咯血后继续有痰中带血	无血痰

2. 出血的颜色　上消化道出血时,呕血量多且在胃内停留的时间短则血色鲜红或暗红。呕血量少或在胃内停留时间长,呈咖啡渣样棕褐色。上消化道或小肠的出血因在肠道停留时间长,红细胞破坏后释放出的血红蛋白与食物中的硫化物结合,形成硫化亚铁使粪便转为黑色,又因黏液附着,血便黑而发亮,似柏油状,称柏油样便。

3. 出血量判断　黑便提示上消化道出血量>60ml;上消化道出血量 250～300ml 出现呕血。一次出血量<400ml,除呕血和黑便外,无全身症状;出血量 800～1000ml,有头晕、乏力、出汗、面色苍白、四肢厥冷、心慌、脉搏增快等急性失血表现;出血量>1000ml,出现血压下降、脉搏细弱、呼吸急促等急性循环衰竭表现。

4. 伴随症状　伴有慢性、节律性中上腹疼痛提示消化性溃疡;伴有脾大、肝掌、腹壁静脉曲张或腹腔积液,提示肝硬化门脉高压导致的食管或胃底静脉曲张破裂出血;若同时伴有其他器官出血,则提示白血病、流行性出血热等全身性疾病。

三、主要护理诊断/问题

1. 活动无耐力　与出血导致的贫血有关。
2. 外周组织灌注无效　与出血引起的血容量不足有关。
3. 有休克的危险　与大量失血有关。

第九节　腹泻与便秘

一、腹泻

正常人排便 1～2 次/天,黄褐色成形软便,不含异常成分。腹泻(diarrhea)是指排便次数增多,粪便稀薄,或带有黏液、脓血或未消化的食物。

(一) 病因

腹泻按病程可分为急性和慢性腹泻,常见病因见表3-6。

表3-6　腹泻分类

分类	病变部位	常 见 疾 病
急性腹泻	肠道病变	细菌、病毒、寄生虫等感染引起的肠炎、急性出血坏死性肠炎、溃疡性结肠炎等
	急性中毒	服食毒蕈、河豚、鱼胆、发芽马铃薯、桐油、有机磷农药、砷、汞等中毒
	全身性感染	败血症、伤寒、钩端螺旋体病等
	其他	过敏性肠炎、腹型过敏性紫癜
慢性腹泻	胃肠道疾病	肠结核、慢性细菌性痢疾、慢性阿米巴痢疾、血吸虫病;慢性萎缩性胃炎、胃大部切除术后、胃酸缺乏;肠道肿瘤;局限性肠炎、溃疡性结肠炎、吸收不良综合征等
	肝、胆、胰疾病	慢性胰腺炎、胰腺癌;肝硬化、慢性胆囊炎、胆汁瘀积性黄疸等
	全身疾病	尿毒症、甲状腺功能亢进症、糖尿病、系统性红斑狼疮等
	药物作用	利血平、新斯的明、甲状腺素、洋地黄类等
	神经功能紊乱	神经功能性腹泻、肠易激综合征等

(二) 评估要点

1. 临床表现

(1) 急性腹泻:起病急骤,排便每天可达 10 次,粪便稀薄,常含致病性微生物等病理成

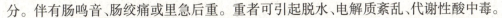

分。伴有肠鸣音、肠绞痛或里急后重。重者可引起脱水、电解质紊乱、代谢性酸中毒。

（2）慢性腹泻：起病缓慢，病程>2个月。可为腹泻与便秘交替，便稀薄，可含黏液、脓细胞等病理成分。长期腹泻导致营养障碍，体重减轻，甚至营养不良。

2. 伴随症状　腹泻常伴有发热、腹痛、里急后重、重度脱水、消瘦等伴随症状。

（三）主要护理诊断/问题

1. 腹泻　与肠道感染、炎症等有关。

2. 有体液不足的危险　与急性腹泻导致的体液大量丢失有关。

3. 营养失调：低于机体需要量　与长期慢性腹泻有关。

二、便秘

便秘（constipation）是指每周排便次数不足2~3次，便质干燥甚者呈球形，排便困难。

（一）病因

便秘分为功能性和器质性两类（表3-7）。

表3-7　便秘的分类

分类	常见病因
功能性便秘	饮食因素，如进食过少或食物中纤维素不足
	习惯性便秘，如工作关系或精神因素导致排便习惯改变
	结肠运动障碍，如老年人、体质虚弱或活动少者
	肌肉张力不足，如多次妊娠者
	滥用泻药，形成药物依赖
器质性便秘	结肠的良性及恶性肿瘤、肠梗阻、肠粘连等
	腹腔或盆腔肿瘤压迫，如子宫肌瘤、巨大卵巢囊肿等
	因排便疼痛引起，如肛裂、肛瘘、痔疮及肛周脓肿
	肠蠕动及张力不足或紊乱，如甲状腺功能低下、糖尿病、尿毒症及铅中毒等

（二）评估要点

1. 排便的改变　排便量及次数明显减少，便质干燥，可呈球形。

2. 伴随症状　可出现腹胀、腹痛，排便时出现下坠或排不尽感，排便时易出现肛周疼痛及肛裂，病程长则易患痔疮。

3. 诊疗及护理经过　是否采取缓解便秘的措施及效果，用药名称、剂量及效果。

（三）主要护理诊断/问题

1. 便秘　与食物纤维素量过少、液体摄入不足、排便环境改变等有关。

2. 知识缺乏：缺乏便秘形成和促进排便的相关知识。

第十节　抽搐与惊厥

抽搐（tic）是指全身或局部骨骼肌群的不自主、无节律性收缩，导致关节运动或强直，并伴或不伴意识丧失。当肌群收缩表现为强直性和阵挛性时，称惊厥（convulsion）。

一、病因

抽搐与惊厥的病因可分为特发性与症状性。特发性常由先天性脑部不稳定状态所致，和遗传因素有密切关系。症状性由脑部病损、全身性疾病及其他的病因所引起（表3-8）。

表3-8　症状性抽搐与惊厥的病因

分类	病变	病因
脑部疾病	感染	细菌性脑膜炎、脑脓肿、病毒性脑炎、脑结核瘤等
	外伤	颅脑外伤、产伤等
	肿瘤	原发性肿瘤、脑转移瘤
	血管疾病	脑出血、蛛网膜下腔出血、高血压脑病、脑栓塞、脑血栓形成、脑缺氧等
	寄生虫病	脑型疟疾、脑血吸虫病、脑包虫病、脑囊虫病等
	其他	先天性脑发育障碍和原因未明的大脑变性等
全身性疾病	感染	急性胃肠炎、中毒型菌痢、链球菌败血症、中耳炎、破伤风、狂犬病等
	中毒	尿毒症、肝性脑病;酒精、苯、铅、砷、汞、氯喹、阿托品、樟脑、白果、有机磷等中毒
	心血管疾病	高血压脑病或 Adams-stokes 综合征等
	代谢障碍	低血糖、低钙及低镁血症、急性间歇性血卟啉病、子痫、维生素 B_6 缺乏等
	风湿性疾病	系统性红斑狼疮、脑血管炎等
	其他	突然撤停安眠药、抗癫痫药,异烟肼、阿托品过量,热射病、溺水、窒息、触电等
神经症		癔症性抽搐和惊厥

二、评估要点

1. 发病年龄　婴幼儿突发抽搐、惊厥常见于高热、急性感染、低血钙、癫痫。老年人突发抽搐、惊厥多见于脑血管病、脑代谢障碍性疾病。

2. 发作范围

（1）全身性抽搐:全身骨骼肌痉挛,典型为癫痫大发作。病人突然意识模糊或丧失,全身强直,呼吸暂停,面色自苍白转发绀,继而四肢阵挛性抽搐,呼吸不规则,小便失禁,持续1~2分钟,可反复发作或呈持续性状态。发作时瞳孔散大,对光反应减弱或消失,病理反射阳性,眼球上翻,可咬破舌头。发作停止不久,意识恢复,醒后头痛,全身乏力、酸痛等。

（2）局限性抽搐:身体部分肌肉收缩为主,如口角、眼睑、手足。低钙血症病人可出现"助产士手"(腕及手掌指关节屈曲,指间关节伸直,拇指内收),"芭蕾舞足"(踝关节伸直,脚趾下屈,足呈弓状)。

3. 伴随症状　可伴发热、血压增高、脑膜刺激征、瞳孔扩大与舌咬伤、剧烈头痛和意识丧失等。

三、主要护理诊断/问题

1. 有受伤的危险　与抽搐、惊厥导致的短暂意识丧失有关。

2. 照顾者角色紧张　与病人病情不稳定及发作情景不可预测有关。

3. 有窒息的危险　与发作时呼吸道分泌物或异物误吸及发作时舌根后坠阻塞呼吸道有关。

（迟玉香）

 思考题

1. 病人，女，21 岁。近 1 个月来出现晨起时咳嗽、咳少量白色黏痰、乏力、食欲差、盗汗，1 天前出现咳嗽时痰中带血，之后咯鲜红色血约 60ml，伴右侧胸痛，无胸闷、呼吸困难。追问病史，诉半年前曾到患有肺结核病的亲戚家中居住。

请问：

（1）如何评估该病人的咯血症状？

（2）病人的主要护理诊断有哪些？

2. 病人，男，64 岁。间断心前区不适 1 年，院外曾诊断为心绞痛，一直服用药物治疗。1 小时前病人进食后突发压榨样胸骨后疼痛，伴恶心、呕吐及濒死感急诊入院。

请问：

（1）该病人胸痛的评估要点有哪些？

（2）主要护理诊断是什么？

第四章　身　体　评　估

学习目标

1. 具有爱护、尊重被评估者及保护其隐私的意识,评估过程符合伦理道德要求。
2. 掌握一般状态、头颈部、胸部、腹部评估的主要内容和方法。
3. 熟悉身体评估常见异常体征的临床意义。
4. 了解脊柱四肢、肛门与直肠、神经反射评估的内容和方法。
5. 学会身体评估的基本方法,能进行系统的身体状况评估,并判断结果是否异常。

　　身体评估(physical assessment)是评估者运用自己的感官或借助简单的工具(体温计、血压计、听诊器等),以了解机体健康状况的最基本的评估方法。一般开始于健康史采集结束后。身体评估的目的是发现被评估者的体征,进一步支持、验证问诊中得到的有临床意义的症状,了解被评估者在治疗及护理后的反应,为确定护理诊断提供客观依据。

第一节　身体评估基本方法

一、评估前准备

　　身体评估前的准备包括态度准备、环境准备、器材准备、知识准备等。

　　1. 知识准备　评估者需熟悉评估的主要内容、基本方法、正常顺序、注意事项。评估前后应洗手,避免医源性交叉感染;评估动作应轻柔、准确、规范。常用顺序是先观察一般状况,再依次对头、颈、胸、腹、脊柱、四肢、神经系统进行评估,避免重复和遗漏;视需要进行生殖器、肛门和直肠的评估。

　　2. 环境准备　环境应安静,温度要适宜,光线需充足,自然光线照明为佳。

　　3. 器材准备　根据被评估者情况备好血压计、体温计、听诊器、棉签、压舌板、手电筒、叩诊锤等器材,最好一次到位。

　　4. 态度准备　评估前和评估时耐心对被评估者进行相关解释说明,态度和蔼、亲切可信,取得被评估者配合。

二、基本方法

　　身体评估的基本方法包括视诊、触诊、叩诊、听诊和嗅诊。要熟练掌握并运用这些方法获得准确可靠的评估结果,必须反复练习、不断实践。

（一）视诊

视诊（inspection）是运用视觉观察被评估者全身及局部状态的评估方法，分全身视诊和局部视诊。它简单，适用范围广，可提供重要的评估资料。眼底、呼吸道、消化道等特殊部位的体征需要借助某些仪器（如检眼镜、内镜等）的帮助才能视诊。

（二）触诊

触诊（palpation）是通过手接触被评估者体表后得到的感觉来判断该部位状态的评估方法。它的使用范围遍及全身，特别是腹部评估。触诊可明确和补充视诊所不能确定的体征，如包块的大小与性质、体表的温度与湿度、脏器的状况等。手对触觉最敏感的部位是指腹及掌指关节的掌面。

1. 触诊方法 因触诊的目标不同而施加轻重不等的压力，分浅部触诊法、深部触诊法。

（1）浅部触诊法：可触及深度约 1～2cm，适用于体表病变，如关节、软组织、表浅的动脉、静脉、神经、阴囊及精索等。用力轻柔，一般不引起被评估者痛苦和肌肉紧张，主要用于评估腹部有无压痛、抵抗感、搏动、包块等。方法是将一手轻轻放在被评估处，利用掌指关节及腕关节的协同动作，以滑动或旋转的方式轻压触摸（图4-1）。

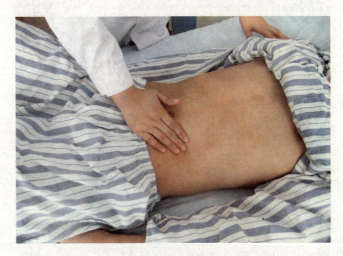

图 4-1 浅部触诊法

（2）深部触诊法：可触及深度多超过 2cm，适用于评估腹腔病变及脏器情况，根据评估目的及手法的不同又可分为以下 3 种。

1）深部滑行触诊法：常用于腹腔深部包块和胃肠病变的评估。评估时被评估者张口平静呼吸，或与之谈话以转移注意力，尽量放松腹肌；评估者同时以并拢的二、三、四手指末端逐渐触向腹腔脏器或包块，在被触及的脏器或包块上做上、下、左、右的滑动触摸（图4-2）。若为肠管或索条状包块，则需做和长轴垂直方向的滑动触诊。

2）双手触诊法：多用于肝、脾、肾和腹腔肿物的评估。左手掌置于被评估脏器或包块的后部，将之推向右手方向，使之更接近于体表，以便右手触诊（图4-3）。

3）深压触诊法：用 1～2 个手指逐渐深压被评估部位（图4-4）。适用于探测腹腔深处病变的部位或确定腹部压痛点，如阑尾压痛点、胆囊压痛点等。

4）冲击触诊法：用 3～4 个并拢的指端，稍用力急促地反复向下冲击被检查局部，

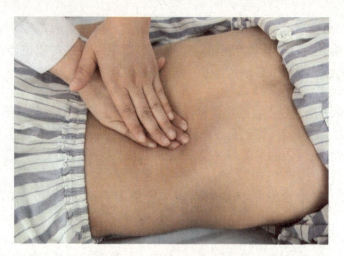

图 4-2　深部滑行触诊法

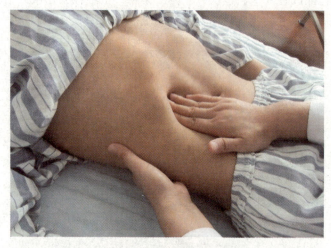

图 4-3　双手触诊法

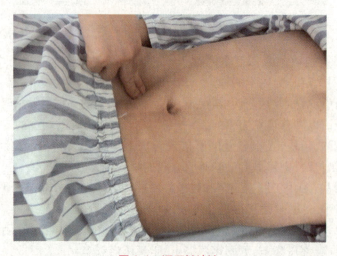

图 4-4　深压触诊法

通过指端以感触有无浮动的肿块或脏器(图4-5)。此法用于有大量腹水且伴有脏器肿大或肿块的病人。因急促冲击下触诊可使腹水暂时移开而较易触知腹水的脏器或肿块(图4-6)。

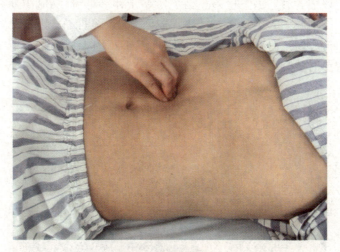

图4-5 冲击触诊法

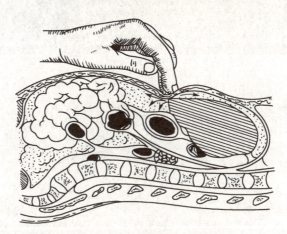

图4-6 冲击触诊法示意图

2. 注意事项

(1) 触诊前应向被评估者介绍评估的目的及配合方式,充分暴露被评估部位,放松肌肉。触诊时,手应温暖轻柔,避免引起肌肉紧张,影响评估效果。

(2) 根据检查需要被评估者取适宜体位,触诊腹部时,被评估者取仰卧位,双手置于体侧,双腿稍屈;通常评估者应站在被评估者右侧,面向被评估者,随时观察其面部表情。

(3) 评估者触诊时应多思考,结合病变的解剖位置及毗邻关系,明确病变的性质及来源。

(三) 叩诊

叩诊(percussion)是用手掌拍击、手指叩击被查部位表面,使之震动而产生音响,根据震动和音响的特点来判断被查部位的脏器状态的评估方法。主要用于肺、心脏及腹部检查。

1. 叩诊方法　因叩诊的手法与目的不同,分间接叩诊法与直接叩诊法。

(1) 间接叩诊法(indirect percussion):是临床上应用最多的叩诊方法,分为指指叩诊和捶叩诊,后者较前者更易操作。

指指叩诊时,评估者的左手中指第二指节紧贴于叩诊部位,勿施重压,以免影响被叩组织的震动,其余四指稍微抬起,勿与体表接触;右手指自然弯曲,以中指指端叩击左手中指第二指骨的前端,叩击方向与叩诊部位的体表垂直(图4-7、图4-8);叩诊时以腕关节与指掌关节的活动为主,避免肘关节及肩关节参与运动。

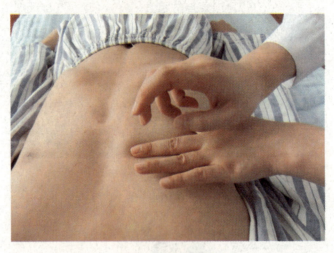

图4-7　间接叩诊法

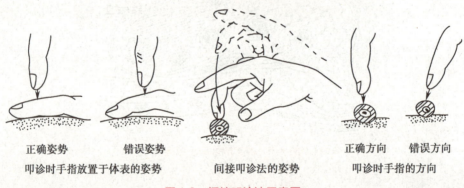

| 正确姿势 | 错误姿势 | | 正确方向 | 错误方向 |
| 叩诊时手指放置于体表的姿势 | | 间接叩诊法的姿势 | 叩诊时手指的方向 | |

图4-8　间接叩诊法示意图

捶叩诊又称叩击痛检查,评估者将左手掌平放于被查部位,右手握空拳以尺侧缘叩击其左手背,询问并观察被评估者有无疼痛(图4-9);常用于发现肝区、肾区、脾区等有无病变。

(2) 直接叩诊法(direct percussion):主要用于评估胸部、腹部面积较广泛的病变,如大量胸水或腹水等。方法是评估者用右手示指、中指和无名指的掌面直接拍击被评估部位,借拍击的反响和指下的震动感来判断病变情况(图4-10)。

2. 叩诊音(percussion sound)　即叩诊被叩击部位时产生的音响。因被叩击部位组织器官的密度、弹性、含气量以及与体表的距离不同而产生不同的音响。根据音响的强弱、频率等差别可分为清音、浊音、实音、鼓音、过清音。叩诊音的特点及临床意义见表4-1。

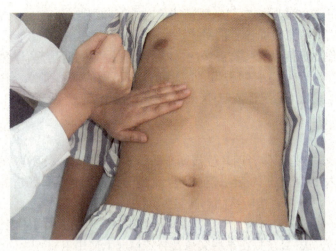

图 4-9 捶叩诊法

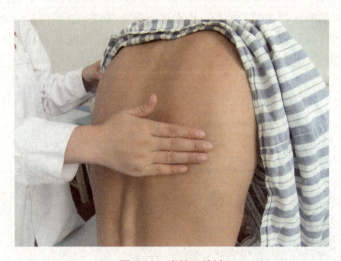

图 4-10 直接叩诊法

表 4-1 叩诊音的特点及临床意义

叩诊音	音响强度	音调	持续时间	临 床 意 义
清音	强	低	长	正常肺部的叩诊音
浊音	较强	较高	较短	出现在心、肝被肺边缘覆盖部分;病理情况下,见于肺组织含气量减少,如肺炎等
实音	弱	高	短	出现在不含气的实质性脏器(如心、肝);病理情况下,见于大量胸腔积液或肺实变等
鼓音	强	高	较长	常见于左下胸的胃泡区及腹部;病理情况下,见于气胸、气腹等
过清音	更强	更低	更长	正常不出现,常见于肺组织含气量增多、弹性减退时,如肺气肿

3. 注意事项

(1) 环境应安静,以免影响叩诊音的判断。

(2) 叩诊时被评估者应充分暴露被评估部位,肌肉放松。被评估者体位因被查部位不同而异。如胸部叩诊时取坐位或卧位,腹部叩诊时常取仰卧位。

（3）注意左右对称部位叩诊音的对比。

（4）叩击动作要灵活、短促、富有弹性。叩击后右手应立即抬起,以免影响音响的振幅与频率。连续叩击不超过 3 次,叩击力量的轻重应视不同的评估部位、病变组织的性质、范围大小或位置深浅等具体情况而定。叩击力量要均匀适中,使产生的声响一致,以正确判断叩诊音的变化。

（四）听诊

听诊(auscultation)是评估者用耳或借助于听诊器(stethoscope)听取被评估者身体内各部位发出的声音,来识别健康与否的评估方法,常用于肺、心血管、胃肠道等部位的评估。

1. 听诊方法　可分为直接听诊法和间接听诊法。

（1）直接听诊法(direct auscultation):用耳直接贴在被评估者的体表上进行听诊,是听诊器出现前的听诊方法,目前只在某些紧急及特殊情况下使用。

（2）间接听诊法(indirect auscultation):采用听诊器进行听诊。主要用于心、肺、腹部、血管的听诊。常用的听诊器由耳件、体件及软管三部分构成(图 4-11)。体件常分为钟型和膜型,钟型适用于听取低调声音,如二尖瓣狭窄的隆隆样舒张期杂音;膜型适用于听诊高调的声音,如主动脉瓣关闭不全的杂音等。

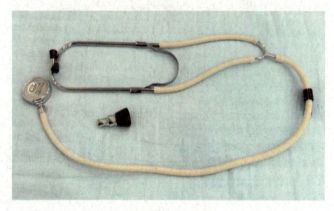

图 4-11　听诊器

2. 注意事项

（1）听诊环境要安静、温暖、避风。寒冷可引起被评估者肌束颤动,出现附加音,影响听诊效果。

（2）听诊前应注意耳件方向是否正确,管腔是否通畅;体件要紧贴于被评估的部位,避免与皮肤摩擦而产生附加音。

（3）听诊时可根据病情嘱被评估者采取适当的体位,对衰弱不能起床者,为减少翻身的痛苦,以使用膜型听诊器为佳。

（4）听诊时注意力要集中,听诊心脏时要排除呼吸音的干扰,听诊肺部时同样也要排除心音的干扰。

（五）嗅诊

嗅诊是评估者通过嗅觉判断来自被评估者的异常气味与其疾病的关系的评估方法。具有重要临床意义的异常气味主要有:恶臭的脓液可见于气性坏疽;痰液恶臭味提示支气管扩张症或肺脓肿;呼气具有浓烈的酒味见于饮酒后,出现刺激性蒜味提示有机磷农药中毒,肝臭味则见于肝性脑病,烂苹果味多见于糖尿病酮症;尿液呈浓烈的氨味见于尿潴留及膀胱炎,呈鼠尿味多为苯丙酮尿症。

第二节 全身状态评估

 工作情景与任务

导入情景:

四位大爷来到社区医院想知道各自的血压,经社区护士用标准的测压方法测量后分别是 130/88mmHg、150/98mmHg、162/108mmHg、140/86mmHg。

工作任务:

给四位大爷解释血压情况。

全身状态评估是身体状况评估的第一步,以视诊为主,配合触诊和听诊,是对被评估者全身状况的概括性观察。评估内容包括生命体征、意识状态、面容与表情、发育与体型、营养状态、体位、步态等。

一、生命体征

生命体征(vital sign)是评价生命活动存在与否、质量如何的指标,包括体温、脉搏、呼吸和血压,为进行身体状况评估必需的检查项目之一。体温、脉搏、呼吸和血压的测量方法及注意事项详见《护理学基础》相关章节。

(一) 体温(T)

1. 参考范围 腋测法 36~37℃,口测法 36.3~37.2℃,肛测法 36.5~37.7℃。

2. 临床意义 体温高于正常称为发热,体温低于正常称为体温过低。生理情况下,早晨体温略低,下午略高,24 小时内波动幅度不超过1℃;运动或进食后、月经期前或妊娠妇女体温略高,老年人体温略低。

(1)发热:据腋窝温度升高的程度,发热可分为①低热:37.3~38℃;②中等度热:38.1~39℃;③高热:39.1~41℃;④超高热:41℃以上。

(2)体温过低:主要见于休克、严重营养不良、甲状腺功能低下及过久暴露于低温环境中。

(二) 脉搏(P)

评估脉搏时,主要触诊浅表动脉,最常用桡动脉,特殊情况下可触诊股动脉、足背动脉、颈动脉等,测量时须注意脉搏的脉率、节律、紧张度、动脉壁状态、强弱及波形变化。

1. 脉率 指每分钟脉搏的次数。正常成人脉率为 60~100 次/分,超过 100 次/分为脉率增快,低于 60 次/分为脉率减慢。各种生理、病理情况或药物影响均可使脉率增快或减慢。生理情况下,老年人稍慢,女性和儿童脉率较快,未满 3 岁的儿童多在 100 次/分以上;情绪激动、运动等可使脉率增快。病理状态下,发热、贫血、甲状腺功能亢进症、心力衰竭、快速型心律失常、休克时脉率增快;颅内压增高、阻塞性黄疸、甲状腺功能减退、缓慢型心律失常时脉率减慢。正常时脉率与心率一致,某些心律失常如心房颤动或频发期前收缩时,脉率可慢于心率。

2. 脉律 指脉搏的节律,可反映心脏的节律。正常人脉律规则,心律失常时脉律不规则,窦性心律不齐时脉律可随呼吸改变,吸气时增快,呼气时减慢;心房颤动时脉律绝对不规则。

3. 动脉壁状态 正常人动脉管壁柔软、光滑、有弹性,用手指压迫将血流阻断后,远端的动脉应触不到,如仍触及且硬而缺乏弹性似条索状迂曲或结节状,提示动脉硬化。

4. 强弱 脉搏的强弱与心搏出量、脉压和外周血管阻力大小相关。脉搏增强见于高热、甲状腺功能亢进症、主动脉瓣关闭不全等。脉搏减弱见于心力衰竭、主动脉瓣狭窄与休克等。

5. 波形 指脉搏的形态变化,可通过触诊或脉搏示波器描记得知。常见的异常脉搏波形有:

(1) 交替脉:指节律规则而强弱交替出现的脉搏,为左心室收缩强弱交替的结果,是早期左心功能不全的重要体征之一。常见于高血压性心脏病、急性心肌梗死等。

(2) 水冲脉:脉搏骤起骤落,急促有力。提示脉压增大,常见于甲状腺功能亢进症、严重贫血、主动脉瓣关闭不全、先天性心脏病动脉导管未闭、动静脉瘘等。评估者握紧被评估者手腕掌面,将其前臂高举过头部,可明显感知。

(3) 奇脉:吸气时脉搏明显减弱或消失,又称吸停脉。见于大量心包积液、缩窄性心包炎等,由于心脏舒张受限,吸气时体静脉血液向右心回流受限,右心室排出血量不能补偿吸气时的肺循环容量增加,导致肺静脉血液回流减少、左心排血量减少、脉搏减弱。

(三) 呼吸(R)

1. 呼吸运动 呼吸运动的类型包括胸式呼吸和腹式呼吸,女性以胸式呼吸为主,男性及婴幼儿以腹式呼吸为主。胸式呼吸减弱可见于肺炎、重症肺结核和胸膜炎、肋间神经痛、肋骨骨折等;腹式呼吸减弱可见于腹膜炎、大量腹水、肝脾极度肿大、腹腔内巨大肿瘤及妊娠晚期。

2. 呼吸频率与深度 静息状态下,正常成人呼吸频率为 16~20 次/分,呼吸与脉搏之比为 1:4;新生儿呼吸频率约为 44 次/分,随着年龄增长而逐渐减慢。呼吸频率和深度异常如下(图4-12)。

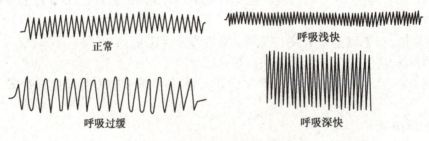

正常　　　　　　　　　　　呼吸浅快

呼吸过缓　　　　　　　　　呼吸深快

图4-12 常见呼吸频率与深度变化

(1) 呼吸频率异常:①呼吸过缓:呼吸频率低于 12 次/分,见于镇静剂或麻醉剂过量、颅内压增高等。②呼吸过速:呼吸频率超过 24 次/分,见于发热、疼痛、贫血、甲状腺功能亢进症、心力衰竭等。一般情况下体温每升高 1℃,呼吸频率约增加 4 次/分。

(2) 呼吸深度异常:呼吸深快可见于剧烈运动、情绪激动、过度紧张,糖尿病酮症酸中毒和尿毒症酸中毒可出现深长而快的呼吸,又称 Kussmaul 呼吸。呼吸浅快常见于肥胖、呼肌麻痹、严重腹胀、大量腹水、肺炎、胸膜炎、胸腔积液、气胸等。

3. **呼吸节律** 静息状态下,正常成人呼吸均匀、节律整齐。病理状态下,可出现呼吸节律的变化(图4-13)。

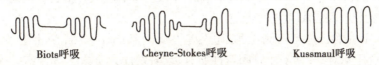

Biots呼吸   Cheyne-Stokes呼吸   Kussmaul呼吸

图4-13 常见异常呼吸节律和深度的变化

(1)叹气样呼吸:在正常呼吸节律中出现一次深大呼吸,并常伴叹息声,多为功能性改变。见于神经衰弱、精神紧张或抑郁症。

(2)潮式呼吸(Cheyne-Stokes 呼吸):呼吸由浅慢逐渐变为深快,再由深快转为浅慢,继而出现一段呼吸暂停,如此周而复始。其周期可长达30 秒~2 分钟,暂停期可持续5~30秒,需较长时间仔细观察才能了解周期性节律变化的过程。可见于药物所致的呼吸抑制、脑损伤(脑皮质水平),提示中枢性呼吸衰竭,偶见于脑动脉硬化的老年人深睡时。

(3)间停呼吸(Biots 呼吸):为伴有长周期呼吸暂停的不规则呼吸。可见于颅内压增高、药物所致的呼吸抑制、脑损伤(延髓水平),常于临终前发生。

(四)血压(BP)

血压是血管内的血液对血管壁产生的侧压力,通常指动脉血压或体循环血压。心室收缩时,主动脉内压力在收缩中期达最高值称为收缩压(SBP);心室舒张时,主动脉内压力在舒张末期达最低值称为舒张压(DBP);收缩压与舒张压之差为脉压(PP)。

1. **血压标准** 成人血压标准和高血压分类见表4-2。

表4-2 成人血压标准和高血压分类

类　　别	收缩压（mmHg）	舒张压（mmHg）
正常血压	<120	<80
正常高值	120~139	80~89
高血压		
1 级高血压(轻度)	140~159	90~99
2 级高血压(中度)	160~179	100~109
3 级高血压(重度)	≥180	≥110
单纯收缩期高血压	≥140	<90

注:收缩压与舒张压水平不在一个级别时,按较高的级别分类。单纯收缩期高血压也可按照收缩压水平分为1、2、3 级

2. **血压变化的临床意义** 新生儿血压平均为(50~60)/(30~40)mmHg,成年期后血压随年龄的增长而略增,一般男性较女性略高,这种性别差异在老年期减小。由于体质、情绪激动、紧张、运动、气温等多种因素均可影响血压测值,故需根据多次测量的结果综合判断。常见血压变化意义如下。

(1)高血压:在安静、清醒的条件下用标准测量方法,至少3 次非同日血压的收缩压值

达到或超过140mmHg和(或)舒张压达到或超过90mmHg为高血压;如果仅收缩压达到标准则称为收缩期高血压。高血压绝大多数原因不明,称原发性高血压;少数继发于其他疾病,称为继发性或症状性高血压,见于肾动脉狭窄、慢性肾炎等。

（2）低血压:血压低于90/60mmHg者称之。多见于休克、急性心肌梗死、极度衰弱等。低血压与体位变化有关者称直立性低血压。

（3）血压不对称:正常双侧上肢血压差在5～10mmHg。若两上肢血压相差大于10mmHg即为血压不对称,见于血管闭塞性脉管炎、多发性大动脉炎、先天性动脉畸形等。

（4）上下肢血压差缩小:正常时下肢血压高于上肢血压20～40mmHg,当下肢血压等于或低于上肢血压时称上下肢血压差缩小。常见于主动脉缩窄、胸腹主动脉型大动脉炎等。

（5）脉压增大:正常成人脉压为30～40mmHg,超过40mmHg称为脉压增大,见于主动脉瓣关闭不全、甲状腺功能亢进症、动脉导管未闭、动静脉瘘、严重贫血等。

（6）脉压减小:脉压低于30mmHg。常见于主动脉瓣狭窄、心包积液、缩窄性心包炎、严重心力衰竭等。

二、意识状态

意识是大脑功能活动的综合表现,正常人意识清晰,定向力正常,反应敏锐精确,思维和情感活动正常,语言流畅、准确,表达能力良好。凡能影响大脑功能活动的疾病均可引起不同程度的意识改变,称为意识障碍(disturbance of consciousness)。评估意识状态多采用问诊,通过交谈了解被评估者的思维、反应、情感、计算及定向力等方面的情况。对较为严重者,还应进行痛觉试验、瞳孔反射等检查,以确定被评估者意识障碍的程度。

根据意识障碍的程度可将其分为嗜睡、意识模糊、谵妄、昏睡及昏迷。

1. 嗜睡 是程度最轻的意识障碍。被评估者处于持续睡眠状态,可被唤醒,醒后能正确回答问题及作出各种反应,刺激停止后又很快入睡,属病理性嗜睡。

2. 意识模糊 较嗜睡为深的意识障碍。被评估者能保持简单的精神活动,但对时间、地点、人物等的定向力发生障碍。

3. 昏睡 被评估者处于熟睡状态,不易唤醒。强刺激下虽可被唤醒,但很快又入睡,醒时答话含糊或答非所问。

4. 谵妄 以兴奋性增高为主的失调状态,表现为意识模糊、定向力丧失、感觉错乱、躁动不安等。

5. 昏迷 为意识的持续中断或完全丧失,是最严重的意识障碍。昏迷与昏睡最主要的区别是能否被唤醒,昏睡被评估者能被唤醒,而昏迷被评估者则不能被唤醒。昏迷的程度与特点见表4-3。

表4-3 昏迷的程度与特点

程度	特点
轻度昏迷	意识大部分丧失,无自主运动,对疼痛刺激可出现防御反应,角膜反射、瞳孔对光反射、眼球运动等可存在
中度昏迷	对周围事物及各种刺激均无反应,对剧烈刺激可出现防御反射,角膜反射减弱、瞳孔对光反射迟钝、无眼球运动
深度昏迷	全身肌肉松弛,深浅反射均消失,对各种刺激全无反应

三、面容和表情

面容（facial features）是面部所呈现的状态，表情（expression）为面部情感的表现。疾病可以影响被评估者的面容与表情，不同疾病呈现不同的面容与表情（图4-14）。

1. **慢性病容** 面容憔悴，面色晦暗，目光黯淡，表情抑郁。见于慢性消耗性疾病，如肝硬化、恶性肿瘤、严重结核病等。

2. **急性病容** 面色潮红，呼吸急促，唇有疱疹，表情痛苦。多见于急性感染性疾病，如肺炎链球菌肺炎、疟疾、流行性脑脊髓膜炎等。

3. **黏液性水肿面容** 面色苍黄，颜面水肿，目光呆滞，反应迟钝，毛发稀疏。见于甲状腺功能减退症。

4. **甲状腺功能亢进症面容** 面容惊愕，眼球凸出，眼裂增宽，目光闪烁，表情兴奋。见于甲状腺功能亢进症。

5. **肢端肥大症面容** 头颅增大，面部变长，下颌前凸，眉弓、颧部隆起，唇舌肥厚，耳鼻增大。见于肢端肥大症。

6. **二尖瓣面容** 面色晦暗、两颊紫红、口唇发绀。见于风湿性心脏瓣膜病二尖瓣狭窄。

7. **满月面容** 面如满月，皮肤发红，常伴痤疮和胡须生长。见于库欣病及长期应用糖皮质激素者。

8. **苦笑面容** 牙关紧闭，面肌痉挛，呈苦笑状。见于破伤风。

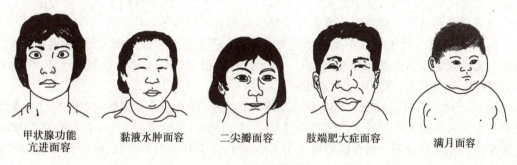

甲状腺功能 黏液水肿面容 二尖瓣面容 肢端肥大症面容 满月面容
亢进面容

图4-14 常见异常面容

四、发育和体型

（一）发育

发育（development）是以年龄、智力、体格成长状态（包括身高、体重及第二性征）之间的关系来综合评价，与遗传、内分泌、营养代谢、生活条件及体育锻炼等密切相关。

1. **成人发育正常的评估指标** 双上肢展开后，两中指指端的距离等于身高；胸围等于身高的一半；坐高等于下肢的长度。正常人各年龄组的身高与体重之间存在一定的对应关系。

2. **发育异常** 病态发育与内分泌的改变密切相关。在发育成熟前，垂体前叶功能亢进可出现体格异常高大，称为巨人症；垂体功能减退可导致体格异常矮小，称为垂体性侏儒症；幼年甲状腺功能减退时，可导致体格矮小和智力低下，称为呆小病。性激素分泌受损导致第二性征的改变，男性被评估者表现为上、下肢过长，骨盆宽大，皮下脂肪丰满，无胡须，毛发稀少，外生殖器发育不良，发音呈女声；女性被评估者出现乳房发育不良，闭经，体格男性化，发音呈男声。

（二）体型

体型（habitus）是指身体各部发育的外观表现，包括骨骼、肌肉的生长与脂肪分布的状态等。成年人的体型可分为以下 3 种：

1. 无力型（瘦长型） 体高肌瘦、颈细长、肩垂、胸廓扁平，腹上角小于 90°。
2. 正力型（匀称型） 身体各个部分匀称适中，腹上角 90° 左右，见于多数正常成人。
3. 超力型（矮胖型） 体格粗壮、颈粗短、肩平、胸廓宽阔，腹上角大于 90°。

五、营养状态

营养状态是根据毛发、皮肤、皮下脂肪、肌肉的发育情况进行评估。最迅速简便的方法是观察皮下脂肪充实的程度，最适宜评估部位是前臂曲侧或上臂背侧下 1/3 处；在一定时间内比较体重的变化也可反映出营养状态；此外，通过测量计算也有助于判断营养情况。如根据实际身高可算出标准体重（WHO 标准），男性体重（kg）=［身高（cm）-80］×0.7，女性体重（kg）=［身高（cm）-70］×0.6；根据实际身高和体重可计算出体重指数（BMI），BMI = 体重（kg）/身高（m²）。

营养状态通常分良好、中等、不良三个等级。营养良好是指黏膜红润、皮肤光泽、弹性良好，皮下脂肪丰满而有弹性，肌肉结实，指甲、毛发润泽，肋间隙及锁骨上窝深浅适中，肩胛部和股部肌肉丰满。营养不良是指皮肤黏膜干燥、弹性降低，皮下脂肪菲薄，肌肉松弛无力，指甲粗糙无光泽，毛发稀疏，肋间隙及锁骨上窝凹陷，肩胛骨和髂骨嶙峋突出。营养中等是指介于营养良好和营养不良之间。常见的营养状态异常有营养不良和营养过剩。

1. 营养不良 由于摄入不足或消耗增多引起，多见于长期的摄食障碍、消化不良或严重的消耗性疾病。体重低于标准体重的 10% 为消瘦，极度消瘦者称为恶病质。按 WHO 标准，BMI<18.5 为消瘦，我国标准与此相同。

2. 营养过剩 营养过剩时体内中性脂肪积聚过多，当超过标准体重的 20% 以上时称为肥胖。中国人 BMI = 24 为成人超重界限，BMI ≥ 28 为肥胖；男性腰围 85cm 和女性腰围 80cm 为腹部脂肪积蓄的界限。男性腰臀比大于 1.0，女性大于 0.9 为不正常，腰臀比异常与不良健康事件的危险性相关，其预测价值大于 BMI。

六、体位

体位（position）是指被评估者身体所处的状态。常见的体位及其临床意义如下。

（一）自主体位

身体活动自如，不受限制。见于正常人、病情轻、疾病早期。

（二）被动体位

自己不能调整或变换身体的位置。见于极度衰竭、瘫痪或意识丧失病人。

（三）强迫体位

为减轻痛苦而被迫采取的某种特殊体位。主要有：

1. 强迫坐位（端坐呼吸） 病人坐于床沿，两下肢下垂，双手分置膝盖或床边，以利于辅助呼吸肌参与呼吸。见于心、肺功能衰竭。

2. 强迫蹲位 在活动过程中，突然停止活动并采用蹲踞位或膝胸位以缓解呼吸困难和心悸。见于先天性发绀型心脏病。

3. 强迫卧位 急性腹膜炎呈强迫仰卧位,脊柱疾病时强迫俯卧位,一侧胸膜炎和大量胸腔积液则强迫侧卧位。

4. 辗转体位 辗转反侧,坐卧不安。见于胆石症、胆道蛔虫症、肾绞痛等。

5. 角弓反张位 颈及脊背肌肉强直,头向后仰,胸腹前凸,背过伸,躯干呈弓形。见于破伤风、小儿脑膜炎等。

七、步态

步态(gait)指走动时所表现出的姿态。常见典型的异常步态如下(图4-15)。

1. 慌张步态 起步后小步急速趋行,身体前倾,有难以止步之势。见于震颤麻痹等。

2. 蹒跚步态 走路时身体左右摇摆似鸭行。见于佝偻病、大骨节病、进行性肌营养不良或先天性双侧髋关节脱位等。

3. 醉酒步态 行走时躯干重心不稳,步态紊乱如酒醉状。见于小脑疾病、酒精及巴比妥中毒。

4. 共济失调步态 起步时一脚高抬,骤然垂落,双目向下注视,两脚间距宽,以防身体倾斜,闭目时不能保持平衡。见于脊髓病变。

5. 跨阈步态 起步时必须抬高下肢才能行走。见于腓总神经麻痹。

6. 剪刀步态 移步时下肢内收过度,两腿交叉呈剪刀状。见于脑性瘫痪与截瘫。

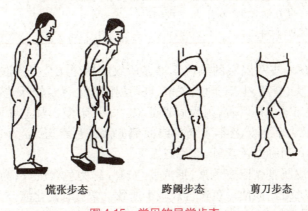

慌张步态　　　　跨阈步态　　　　剪刀步态

图4-15 常见的异常步态

第三节 皮肤黏膜及浅表淋巴结评估

一、皮肤黏膜评估

皮肤是身体的屏障,本身病变、全身性疾病和外界环境改变可导致皮肤功能和(或)结构发生变化,出现多种皮肤病变和反应。评估方法以视诊为主,必要时配合触诊。评估重点为皮肤颜色、湿度、弹性、皮疹、出血、水肿、蜘蛛痣等。

（一）颜色

皮肤的颜色与毛细血管分布、血液充盈度、皮下脂肪的厚薄、色素量有关。对于肤色深者,应注意观察巩膜、结膜、手掌、舌唇等处,才能发现皮肤颜色的改变。

1. 发红 与毛细血管扩张充血、血流加速及红细胞量增多相关。生理情况下见于运动、饮酒后;病理情况可见于发热性疾病、阿托品或一氧化碳中毒等。皮肤持久性发红见于库欣综合征及真性红细胞增多症。

2. **苍白** 与贫血、末梢毛细血管痉挛或充盈不足有关。可见于寒冷、惊恐、虚脱、休克、主动脉瓣关闭不全等。肤色深者皮肤呈黄褐色即为苍白。

3. **发绀** 皮肤黏膜呈青紫色,常出现在口唇、耳廓、面颊、肢端等部位。见于还原血红蛋白增多或异常血红蛋白血症。

4. **黄染** 指皮肤黏膜发黄,常见原因是黄疸、胡萝卜素增高、长期服用含有黄色素的药物。常见皮肤黏膜黄染的评估要点见表4-4。

表4-4 常见皮肤黏膜黄染的评估要点

要点	黄 疸	胡萝卜素增高	药物影响
原因	血清胆红素浓度增高,超过34.2μmol/L	血清胡萝卜素增高,超过2.5g/L	长期服用含黄色素的药物,如米帕林、呋喃类
黄染出现部位	先出现于巩膜、软腭黏膜上,后出现于皮肤	手掌、足底、前额及鼻部皮肤	皮肤,重者巩膜
黄染特点	近角巩膜缘轻,远处重	无巩膜、口腔黏膜黄染	近角巩膜缘重,远处轻
其他	有致黄疸原发病,如肝炎、肝硬化、溶血性疾病、胆道疾病,母乳性黄疸,新生儿生理性黄疸等	停止食用富含胡萝卜素的蔬菜或果类后,皮肤黄染逐渐消退	停药后皮肤黄染逐渐消退

5. **色素沉着** 属表皮基底层的黑色素增多所致的部分或全身皮肤色泽加深。正常人身体的外露部分、乳头、腋窝、生殖器官、关节、肛门周围等处色素较深,若上述部位的色素明显加深,或其他部位出现色素沉着,则为病理征象。常见于慢性肾上腺皮质功能减退、肝硬化、晚期肝癌、肢端肥大症等。老年人全身或面部的散在色素斑,称为老年斑;妊娠妇女面部、额部出现的棕褐色对称性色素斑,称为妊娠斑。

6. **色素脱失** 皮肤丧失原有色素,形成脱色斑片称为色素脱失,为体内酪氨酸酶缺乏致酪氨酸不能转化为多巴,而使黑色素合成减少所致。常见有白化症、白癜风、白斑。

(1) **白化症**:属遗传性疾病,为全身皮肤和毛发色素脱失,因先天性酪氨酸酶合成障碍所致。

(2) **白癜风**:呈多形性大小不等的色素脱失斑片,可逐渐扩大,进展缓慢,无自觉症状及功能改变。见于白癜风,偶见于甲状腺功能亢进症、肾上腺皮质功能减退、恶性贫血病人。

(3) **白斑**:多为圆形或椭圆形色素脱失斑片,面积小,常见于口腔黏膜及女性外阴部,部分白斑可癌变。

(二) 湿度

皮肤的湿度主要与环境的温度、湿度变化和汗腺排泌功能相关。

1. **多汗** 见于甲状腺功能亢进症、佝偻病、脑炎后遗症、风湿病、结核病、布氏杆菌等。

2. **少汗及无汗** 见于脱水、维生素A缺乏症、黏液性水肿、硬皮病、尿毒症等。

3. **冷汗** 手足皮肤发凉而大汗淋漓,见于休克和虚脱病人。

4. **盗汗** 指夜间入睡后出汗,多见于结核病。

（三）弹性

皮肤弹性与年龄、营养状态、皮下脂肪、组织间隙所含液体量等有关。儿童及青年皮肤紧张富有弹性；中年以后皮肤组织逐渐松弛，弹性减弱；老年人皮肤组织萎缩，皮下脂肪减少，弹性减退。评估部位常选择手背或上臂内侧，以拇指和示指将皮肤提起，松手后皮肤皱褶迅速平复为弹性正常，皱褶平复缓慢为弹性减弱，后者常见于消耗性疾病、严重脱水者。

（四）皮疹

皮疹是诊断某些疾病的重要依据，常见于传染病、皮肤病、药物及其他物质所致的过敏反应等。评估皮疹时应注意其大小、形态、颜色、分布部位、平坦或隆起、出现与消失的时间、发展顺序，压之是否褪色，有无瘙痒及脱屑等。常见的皮疹有：

1. 斑疹 局部皮肤发红，一般不凸出皮肤表面。见于丹毒、斑疹伤寒等。
2. 玫瑰疹 鲜红色圆形斑疹，直径 2～3mm，多见于胸、腹部。为伤寒和副伤寒的特征性皮疹。
3. 丘疹 除局部颜色改变外，病灶凸出皮肤表面。见于药物疹、麻疹及湿疹等。
4. 斑丘疹 在丘疹周围有皮肤发红的底盘称为斑丘疹。见于风疹、猩红热和药物疹等。
5. 荨麻疹 为稍隆起皮肤表面的苍白色或红色的局限性水肿，为速发性皮肤变态反应所致。见于各种过敏反应。

（五）皮下出血

评估时，大面积的皮下出血易于发现，较小的皮下出血应注意与红色的皮疹或小红痣相鉴别。皮疹压之可褪色或消失，皮下出血和小红痣受压后均不褪色，但小红痣表面光亮，触诊时稍高于皮肤表面。皮下出血常见于外伤、血液系统疾病、重症感染、某些血管损害性疾病、毒物或药物中毒等。根据皮下出血的直径大小及伴随情况可分为瘀点（直径小于2mm）、紫癜（直径 3～5mm）、瘀斑（直径大于5mm）、血肿（片状出血伴有皮肤显著隆起）。

（六）蜘蛛痣与肝掌

蜘蛛痣是皮肤小动脉末端分支性扩张所形成的形似蜘蛛的血管痣，多沿上腔静脉区域分布，如面、颈、手背、上臂、前胸和肩部等处。评估时用棉签钝头压迫蜘蛛痣的中心，见其辐射状小血管网立即消失，去除压力后又复出现。慢性肝病病人手掌大、小鱼际处发红，压后褪色，称肝掌。肝掌与蜘蛛痣的出现与肝脏对雌激素的灭活作用减弱有关，临床上多见于慢性肝炎和肝硬化，也可见于妊娠女性。

（七）水肿

水肿是皮下组织细胞及组织间隙内液体积聚过多。根据水肿出现的范围，分为全身性与局部性水肿；心源性水肿、肾源性水肿、肝源性水肿、营养不良性水肿、妊娠性水肿、经前紧张综合征等属于全身性水肿（表4-5）；蜂窝织炎、丝虫病、静脉曲张等为局部性水肿。根据水肿指压后的效果，分为非凹陷性与凹陷性水肿；黏液性水肿及淋巴性水肿尽管组织肿胀明显，但受压后并无组织凹陷，称非凹陷性水肿；若局部受压后出现凹陷为凹陷性水肿。根据水肿的轻重分为轻、中、重三度。

1. 轻度 仅见于眶下软组织、眼睑、胫骨前、踝部皮下组织，指压后有轻度下陷，平复较快。
2. 中度 全身组织均见明显水肿，指压后出现明显凹陷，平复缓慢。
3. 重度 全身组织严重水肿，身体低垂部位皮肤紧绷、发亮，甚至有液体渗出，胸腔、腹腔等浆膜腔内可见积液。

表4-5　心源性水肿和肾源性水肿的鉴别

鉴别点	心源性水肿	肾源性水肿
开始部位	从足部开始,向上延及全身和眼睑	从眼睑、颜面开始延及全身
发展快慢	较缓慢	常迅速
水肿性质	比较坚实,移动性较小	软而移动性大
伴随症状	伴有心力衰竭体征,如心脏增大、心脏杂音、肝大、静脉压升高等	伴其他肾脏病表现,如高血压、蛋白尿、血尿、管型尿等

 知识窗

妊娠性水肿

　　大多数女性在妊娠后期出现不同程度的水肿,大多数属于生理性水肿,分娩后可自行消退,少数为病理性水肿。其主要原因为钠水潴留、血浆胶体渗透压降低、静脉及淋巴回流障碍。

经前紧张综合征

　　育龄女性在月经来潮前 7~14 天出现眼睑、下肢水肿,头痛、乏力、乳房胀痛、情绪易激动等表现,月经来潮后即消失,称为经前紧张综合征。约 25% 的育龄女性会发生,可能与内分泌激素改变有关。

二、浅表淋巴结评估

　　正常人浅表淋巴结较小,直径多在 0.2~0.5cm 之间,质地柔软,表面光滑,与周围组织无粘连,无压痛,不易触及。

(一)评估方法和顺序

　　评估时以触诊为主,辅以视诊。评估者协助被评估者取适宜体位或姿势,让被查局部皮肤或肌肉松弛,由浅及深进行滑动触诊(图 4-16~图 4-19)。评估顺序一般为耳前、耳后、乳突区、枕骨下区、颌下、颏下、颈前三角、颈后三角、锁骨上窝、腋窝、滑车上、腹股沟、腘窝等。

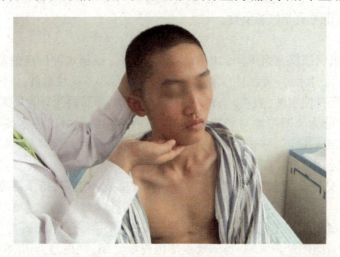

图 4-16　颌下淋巴结触诊方法

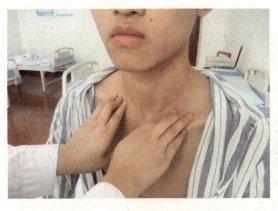
图 4-17 锁骨上窝淋巴结触诊方法

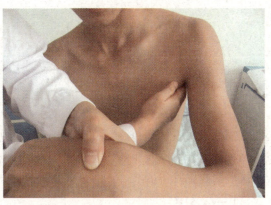
图 4-18 腋窝淋巴结触诊方法

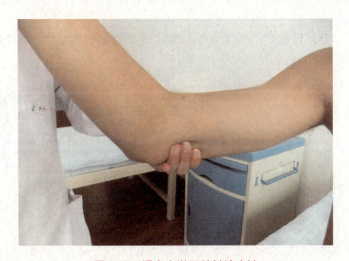
图 4-19 滑车上淋巴结触诊方法

发现淋巴结肿大时,应注意其部位、大小、数目、硬度、压痛、活动度,局部皮肤有无红肿、瘢痕、瘘管等,并注意寻找引起淋巴结肿大的原发病灶。

（二）淋巴结肿大的临床意义

淋巴结肿大按其分布可分为全身性和局限性淋巴结肿大。

1. 全身性淋巴结肿大 肿大的部位可遍及全身,大小不等,无粘连。常见于急、慢性淋巴结炎,淋巴瘤,各型急、慢性白血病等。

2. 局限性淋巴结肿大

（1）淋巴结结核:常发生在颈部血管周围,多发性,质地稍硬,大小不等,可相互粘连或与周围组织粘连而成串出现。

（2）恶性肿瘤淋巴结转移:肿大的淋巴结质地坚硬或有橡皮样感,表面可光滑或突起,一般无压痛。胸部肿瘤如肺癌可向右侧锁骨上窝或腋窝淋巴结群转移;左侧锁骨上窝淋巴结肿大,常为胃癌、食管癌转移的标志。

（3）非特异性淋巴结炎:因所引流区域的急、慢性炎症引起。急性炎症早期,肿大的淋巴结柔软、有压痛、表面光滑、无粘连;慢性炎症时,淋巴结质硬,可有粘连。

第四节　头面部及颈部评估

一、头面部评估

（一）头发

需注意头发的颜色、疏密度、是否脱发、脱发的类型和特点。头发的颜色、疏密度和曲直可因种族遗传因素及年龄而异。脱发可因斑秃、伤寒、甲状腺功能低下等疾病所致，也可见于抗癌药物治疗等。

（二）头颅

应评估头颅的大小、外形及有无异常活动。头颅的大小也称头围，以软尺自眉间绕到颅后通过枕骨粗隆测得。新生儿头围约34cm，随年龄增长而增加，18岁时头围可达53cm或以上，此后几乎不变。

1. 头颅的大小及外形改变　头颅大小异常或畸形是某些疾病的典型体征，常见头颅异常的特点及其意义如下（图4-20）。

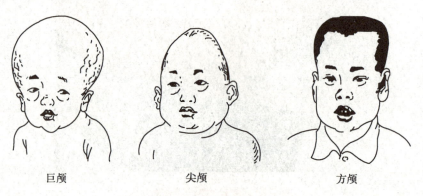

巨颅　　　　　　　尖颅　　　　　　　方颅

图4-20　常见异常头颅

（1）小颅：小儿囟门闭合多在12～18个月，早闭合呈现小头畸形，常伴智力发育障碍。

（2）尖颅：头顶部尖突高起似塔状，与颜面的比例异常，又称塔颅，因矢状缝与冠状缝过早闭合导致。见于先天性疾患尖颅并指（趾）畸形。

（3）方颅：前额左右突出，头顶平坦呈方形。见于小儿佝偻病、先天性梅毒。

（4）巨颅：额、顶、颞、枕部突出膨大呈圆形，颈部静脉充盈，对比之下颜面较小。见于脑积水，因其颅内压增高，压迫眼球，形成双目下视，巩膜外露的特殊表情，称落日现象。

2. 头部运动异常　头部不随意地颤动，见于震颤麻痹；与颈动脉搏动一致的点头运动，见于严重主动脉瓣关闭不全；头部活动受限，见于颈椎疾患。

（三）眼

1. 眼睑　评估时注意有无眼睑水肿、睑内翻、上睑下垂、眼睑闭合障碍等。

（1）眼睑水肿：见于肾炎、营养不良、慢性肝病、血管神经性水肿。

（2）睑内翻：由于睑结膜瘢痕形成，使眼睑缘向内翻转，见于沙眼。

（3）上睑下垂：双侧眼睑下垂见于先天性上睑下垂、重症肌无力；单侧上睑下垂多为动眼神经麻痹所致,见于蛛网膜下腔出血、脑炎、脑外伤等。

(4) 眼睑闭合障碍:双侧闭合障碍见于甲状腺功能亢进症;单侧闭合障碍见于面神经麻痹。

2. 结膜 结膜充血发红伴血管充盈,见于结膜炎、角膜炎;颗粒与滤泡见于沙眼;结膜苍白见于贫血;出现大片结膜下出血,可见于高血压、动脉硬化。

3. 眼球

(1) 眼球突出:双侧眼球突出见于甲状腺功能亢进症;单侧眼球突出多因局部炎症或眶内占位性病变所致,偶见于颅内病变。

(2) 眼球下陷:双侧下陷见于老年人、严重脱水、消瘦;单侧下陷,见于 Horner 综合征。

(3) 眼球震颤:是指双侧眼球发生一系列有规律的快速往返运动。自发的眼球震颤见于耳源性眩晕、小脑疾患、视力严重低下等。

4. 角膜 观察其透明度,注意有无云翳、白斑、软化、溃疡、新生血管等。角膜软化见于婴幼儿营养不良、维生素 A 缺乏等。角膜边缘及周围出现类脂质沉着的灰白色混浊环,多见于老年人,故称老年环。

5. 巩膜 正常呈瓷白色,黄疸时巩膜黄染最明显。步入中年,内眦部出现不均匀黄色斑块,主要由脂肪沉着所致。

6. 瞳孔 正常直径为 2～5mm。瞳孔缩小受动眼神经的副交感神经支配;瞳孔扩大受交感神经支配。评估瞳孔应注意其大小、形状、位置,双侧是否等圆、等大,对光反射、调节及集合反射等是否正常。

(1) 瞳孔的形状与大小:正常为圆形,双侧等大。生理情况下,婴幼儿和老年人瞳孔较小,青少年瞳孔较大;在光亮处瞳孔较小,暗处瞳孔扩大。病理情况下,瞳孔缩小见于虹膜炎症、有机磷农药中毒,也可见于吗啡、氯丙嗪、毛果芸香碱等药物反应;瞳孔扩大见于外伤、青光眼绝对期、视神经萎缩、颈交感神经受刺激、阿托品或可卡因等药物影响;瞳孔大小不等,常提示有颅内病变,如脑疝、脑外伤、脑肿瘤等。

(2) 对光反射:评估时嘱被评估者注视正前方,用手电筒光源直接照射某侧瞳孔,被照瞳孔立即收缩,移开光照后迅速复原,称直接对光反射。用手隔开两眼,光照一侧瞳孔,另侧瞳孔亦同时收缩,称间接对光反射。对光反射迟钝见于浅昏迷,完全消失见于深昏迷。

(3) 集合反射:嘱被评估者注视 1m 外的目标(通常是检查者的示指),将目标逐渐移近眼球(距眼球约 5～10cm 处),正常人双眼内聚、瞳孔缩小,为集合反射;当动眼神经功能损害时,集合反射消失。

7. 视力 分近视力和远视力,采用通用国际标准视力表进行评估。

(1) 近距离视力表:被评估者距视力表 33cm,能看清"1.0"行视标者为正常视力。

(2) 远距离视力表:被评估者距视力表 5m,两眼分别检查。

(四) 耳

1. 耳廓与外耳道 评估时应注意耳廓的外形、大小,外耳道皮肤有无红肿、分泌物。外耳道局部红肿,伴耳廓牵拉痛见于外耳道疖肿;耳廓皮下痛性结节见于痛风;外耳道有脓性分泌物,伴全身症状见于化脓性中耳炎。

2. 乳突 化脓性中耳炎引流不畅时,可蔓延为乳突炎。评估时可见耳廓后方皮肤红肿,乳突明显压痛。

（五）鼻

1. 鼻的外观　主要评估鼻的外形和颜色。鼻尖鼻翼处皮肤发红变厚,伴毛细血管扩张及组织肥厚,见于酒渣鼻;鼻梁部皮肤有红色斑块,且高出皮面并向两面颊部蔓延成蝴蝶状,见于系统性红斑狼疮。吸气时鼻孔张大,呼气时鼻孔回缩为鼻翼翕动,见于严重呼吸困难病人。

2. 鼻腔

（1）鼻中隔:鼻中隔偏曲或穿孔,多为鼻腔慢性炎症、外伤所致。

（2）鼻出血:单侧出血多见于外伤、感染、鼻咽癌等。双侧出血多由全身性疾病引起,如流行性出血热、血小板减少性紫癜、再生障碍性贫血、白血病、血友病、肝脏疾病等。妇女若发生周期性鼻出血,多为子宫内膜异位症。

（3）鼻腔黏膜:鼻黏膜肿胀,伴鼻塞和流涕,见于急性鼻炎;鼻黏膜肿胀且组织肥厚,见于慢性鼻炎。

3. 鼻窦　是鼻腔周围含气的骨质空腔,共四对（图4-21）,有窦口与鼻腔相通。引流不畅时,易发生炎症,出现鼻塞、流涕、头痛和鼻窦压痛,常见于鼻窦炎。

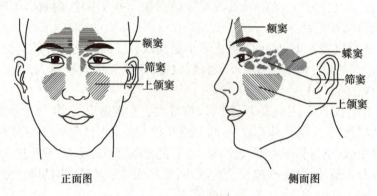

图 4-21　鼻窦位置示意图

各鼻窦区压痛评估方法如下:

（1）上颌窦:双手固定于被评估者两侧耳后,拇指分别置于左右颧部向后按压。

（2）额窦:一手扶持被评估者枕部,另一只手的拇指或示指置于眼眶上缘内侧向后向上按压。

（3）筛窦:双手固定被评估者两侧耳后,双拇指分别置于鼻根部与眼内眦之间向后方按压。

（4）蝶窦:由于解剖位置较深,不能在体表评估。

（六）口腔

1. 口唇　健康人口唇红润有光泽。评估时需注意口唇颜色、有无疱疹、口角糜烂和歪斜。口唇苍白,见于贫血、虚脱、主动脉瓣关闭不全;口唇发绀,见于心、肺功能不全;口唇干燥伴皲裂,见于严重脱水;口唇疱疹,见于大叶性肺炎、流行性脑脊髓膜炎等;口角歪斜为面神经麻痹。

2. 口腔黏膜　正常口腔黏膜光洁呈粉红色。在相当于第二磨牙的颊黏膜处出现针头大小白色斑点,称麻疹黏膜斑(Koplik 斑),是麻疹的早期特征。

3. 牙齿 正常牙齿呈瓷白色,评估时应注意牙齿的色泽、形状,有无龋齿、缺齿和义齿等。如发现牙齿疾患应按下列格式标明所在部位(图4-22)。

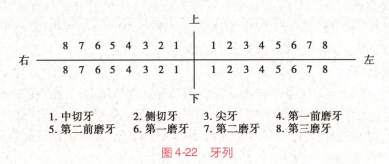

	上	
右 8 7 6 5 4 3 2 1	|	1 2 3 4 5 6 7 8 左
8 7 6 5 4 3 2 1	|	1 2 3 4 5 6 7 8
	下	

1. 中切牙　　2. 侧切牙　　3. 尖牙　　4. 第一前磨牙
5. 第二前磨牙　6. 第一磨牙　7. 第二磨牙　8. 第三磨牙

图4-22 牙列

如左上尖牙、右下第一前磨牙为缺齿,则记录为:$\frac{3}{4}$缺齿。

4. 牙龈 正常呈粉红色,质坚韧,紧密贴合于牙颈部,压之无出血及溢脓。牙龈水肿见于慢性牙周炎;牙龈缘出血常为牙石等局部因素引起,也可因全身性疾病如血液系统疾病等;牙龈游离缘出现蓝灰色点线,称铅线,为铅中毒的特征。

5. 舌 正常人舌质淡红、柔软、湿润,舌苔薄白,伸舌居中、活动自如、无震颤。评估时应注意舌质、舌苔及其活动状态。如舌面绛红,形如生牛肉的"牛肉舌"是烟酸缺乏;舌乳头肿胀、鲜红似草莓的"草莓舌"见于猩红热、长期发热者等。

6. 咽部及扁桃体 应注意其大小,有无红肿、分泌物等。

(1)咽部的评估方法:被评估者取坐位,头略后仰,张大口并发"啊"音,评估者将压舌板在舌的前2/3与后1/3交界处迅速下压,见软腭上抬,在照明的配合下,可见软腭、腭垂、软腭弓、扁桃体、咽后壁等。

(2)扁桃体增大分度:一般分为三度(图4-23)。不超过咽腭弓者为Ⅰ度;超过咽腭弓者为Ⅱ度;达到或超过咽后壁中线者为Ⅲ度。

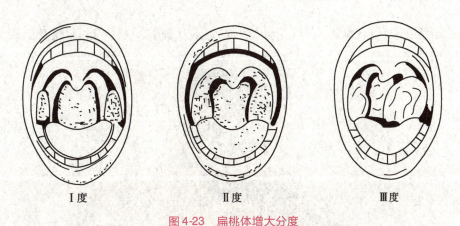

Ⅰ度　　　　　Ⅱ度　　　　　Ⅲ度

图4-23 扁桃体增大分度

(3)临床意义:咽部黏膜充血、红肿、黏膜腺分泌增多,多为急性咽炎;咽部黏膜充血、表面粗糙,并伴淋巴滤泡呈簇状增殖,为慢性咽炎。急性扁桃体炎时,见腺体增大、红肿,在扁桃体隐窝内可见黄白色分泌物。

二、颈部评估

（一）颈部运动

正常人颈部伸屈、转动自如。颈部运动受限伴疼痛，见于颈肌扭伤、软组织炎症等。颈部强直为脑膜受刺激导致，见于各种脑膜炎、蛛网膜下腔出血等。

（二）颈部血管

1. 颈静脉怒张　正常人取立位或坐位时颈外静脉常不显露，去枕平卧时稍充盈，充盈水平仅限于锁骨上缘到下颌角距离的下 2/3 以内。如保持在 45°的半卧位时颈静脉充盈度超过正常水平或立位坐位时可见颈静脉充盈，称颈静脉怒张，提示体循环静脉压升高，见于右心衰竭、缩窄性心包炎、心包积液、上腔静脉阻塞综合征等。

2. 颈动脉搏动　正常人颈动脉搏动见于剧烈活动后心搏出量增加时，且微弱。若安静状态下出现颈动脉明显搏动，多见于主动脉瓣关闭不全、高血压、甲状腺功能亢进症、严重贫血病人。

（三）甲状腺

甲状腺在甲状软骨下方及环状软骨两侧，正常时看不到且不易触及。

1. 评估方法　可采用视诊、触诊和听诊的方法综合评估，应注意甲状腺的大小、质地、是否对称，有无结节、压痛、震颤等。

（1）视诊：被评估者取坐位或立位，头稍向后仰，嘱其做吞咽动作，可见甲状腺随吞咽动作而向上移动。正常人甲状腺外观不突出，青春发育期女性可略增大。

（2）触诊：触诊方法①位于被评估者前面，一手拇指在一侧甲状软骨处施压，将气管推向对侧，另一手示、中指于对侧胸锁乳突肌后缘向前推挤甲状腺侧叶，拇指在胸锁乳突肌前缘触诊，配合吞咽动作，可触及被推挤的甲状腺，用同样方法评估另一侧甲状腺。②位于被评估者后面，一手示指、中指施压于一侧甲状软骨，将气管推向对侧，另一手拇指在对侧胸锁乳突肌后缘向前推挤甲状腺，示、中指在其前缘触诊甲状腺（图 4-24、图 4-25）。

（3）听诊：触及甲状腺肿大时，用钟型听诊器直接放在甲状腺上，如闻及低调的静脉

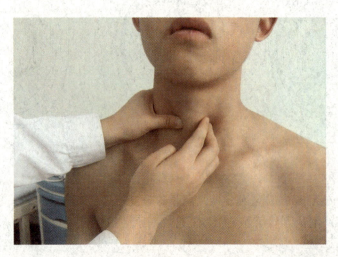

图 4-24　甲状腺触诊方法（前面）

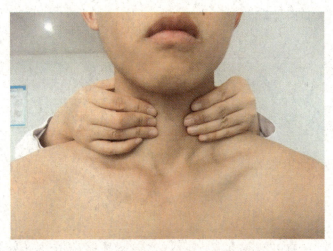

图 4-25　甲状腺触诊方法（后面）

"嗡鸣"音,是确诊甲状腺功能亢进症的依据之一。

2. 甲状腺肿大的分度及临床意义　甲状腺肿大分三度:看不到肿大但能触及者为Ⅰ度;能触及且能看到,但在胸锁乳突肌以内者为Ⅱ度;超过胸锁乳突肌外缘者为Ⅲ度。甲状腺肿大常见于:

（1）甲状腺功能亢进症:为程度不等的弥漫性、对称性甲状腺肿大,其质地柔软、表面光滑、无压痛,可有震颤,常闻及"嗡鸣"样血管杂音。

（2）单纯性甲状腺肿:腺体肿大明显,呈弥漫性或结节性,无压痛及震颤。

（3）甲状腺癌:多呈单发的结节,不规则、质硬。

（四）气管

正常人气管居于颈前正中部。评估时嘱被评估者取坐位或仰卧位,评估者将示指与无名指分别置于两侧胸锁关节上,再将中指置于气管之上,观察中指是否在示指与无名指中间,或者将中指置于气管与两侧胸锁乳突肌之间的间隙,据两间隙是否等宽判断气管有无偏移(图4-26)。单侧甲状腺肿大、大量胸腔积液、积气、纵隔肿瘤可将气管推向健侧;肺不张、

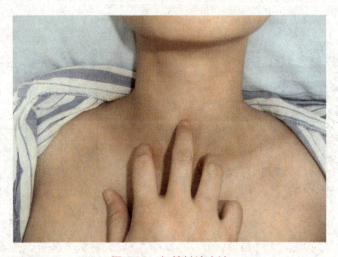

图 4-26　气管触诊方法

胸膜粘连等可将气管拉向患侧。

边学边练

实践二　一般状态及头颈部评估

第五节　胸部评估

工作情景与任务

导入情景：

　　小李，男，25岁，身高175cm，体重55kg，自觉身体单薄，为锻炼身体去健身房，在举哑铃时突然出现左侧胸部撕裂样疼痛、伴憋气，经休息后无好转，且呼吸困难逐渐加重，遂入院。

工作任务：

1. 给小李安置舒适的体位。
2. 对病人小李进行肺部视诊、触诊、叩诊、听诊评估。

　　胸部为颈部以下和腹部以上的区域。评估须在安静、光线充足、温度适宜的环境中进行，尽可能暴露全部胸廓，根据病情、检查需要让被评估者取坐位或仰卧位，全面系统地按照视、触、叩、听的顺序进行，通常先评估前胸部及两侧胸部，再评估背部，同时进行左右对称部位的对比。

一、胸部的体表标志

　　胸部体表标志包括骨骼标志、自然隐窝、人工划线和分区，借以标记胸部体征的部位和范围（图4-27～图4-30）。

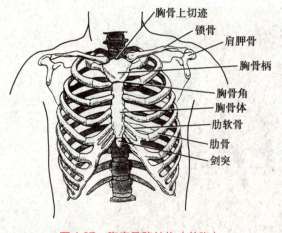

图4-27　胸廓骨骼结构（前胸）

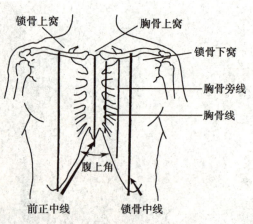

图4-28　前胸壁的自然隐窝和线性标志

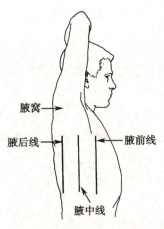

图 4-29　侧胸壁的自然隐窝和线性标志

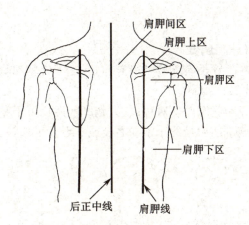

图 4-30　后胸壁的分区和线性标志

（一）骨骼标志

胸廓由 12 个胸椎和 12 对肋骨、锁骨及胸骨组成。

1. 胸骨角　由胸骨柄与胸骨体连接处向前突起而成,两侧分别与第二肋软骨相连,是计数前胸部肋骨的重要标志。

2. 脊柱棘突　位于颈根部的第 7 颈椎棘突最为突出,低头时极易触及,为计数胸椎的标志。

3. 肩胛下角　肩胛骨下部尖端称肩胛下角,双上肢自然下垂时,肩胛下角相当于第 7 或第 8 肋骨水平,可作为后胸部计数肋骨的标志。

4. 腹上角　为左右肋弓在胸骨下端会合所形成的夹角。正常约 70°～110°,瘦长型者角度较锐,矮胖型者较钝。

（二）自然隐窝与人工分区

1. 胸骨上窝　为胸骨柄上方的凹陷,气管位于其后正中。

2. 锁骨上窝、下窝（左、右）　为锁骨上、下方的凹陷处。

3. 腋窝（左、右）　上肢内侧与胸壁相连的凹陷处。

4. 肩胛上区（左、右）　肩胛冈上方的区域。

5. 肩胛下区（左、右）　为两肩胛下角的连线与第十二胸椎水平线之间的区域。

6. 肩胛间区　两肩胛骨内缘之间的区域。

（三）人工划线

1. 前正中线　通过胸骨正中的垂直线。

2. 锁骨中线（左、右）　通过锁骨的胸骨端与肩峰端两点连线中点的垂直线。

3. 腋前线（左、右）　通过腋窝前皱襞的垂直线。

4. 腋后线（左、右）　通过腋窝后皱襞的垂直线。

5. 腋中线（左、右）　自腋窝顶部于腋前线与腋后线之间中点向下的垂直线。

6. 肩胛下角线（左、右）　坐位两臂自然下垂时,通过肩胛下角的垂直线。

7. 后正中线　通过椎骨棘突的垂直线,即脊柱中线。

二、胸壁、胸廓及乳房评估

（一）胸壁

主要评估有无胸壁静脉曲张、皮下气肿和胸壁压痛。

（二）胸廓

正常胸廓两侧对称,成人胸廓前后径短于左右径,二者之比约 2∶3,呈椭圆形,小儿和老年人胸廓前后径约小于左右径或二者几乎相等,呈圆柱形。常见胸廓形态变化见图 4-31。

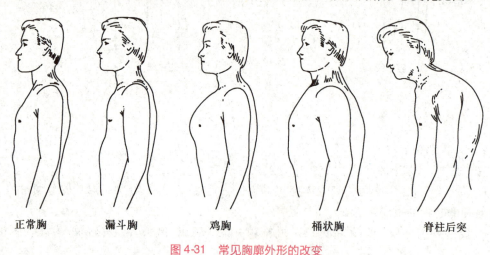

| 正常胸 | 漏斗胸 | 鸡胸 | 桶状胸 | 脊柱后突 |

图 4-31　常见胸廓外形的改变

1. 桶状胸　胸廓前后径增大,与左右径几乎相等,呈圆桶状,见于肺气肿,也可见于部分老年人或矮胖体型者。

2. 扁平胸　胸廓前后径小于左右径的一半,呈扁平状。多见于慢性消耗性疾病,如肺结核、肺癌晚期等,也可见于瘦长体型者。

3. 佝偻病胸　多见于儿童,为佝偻病所致。其特征包括:①胸廓前后径略长于左右径,其上下径较短,胸骨下端前突,前侧肋骨凹陷,称鸡胸;②沿两侧各肋软骨与肋骨交界处隆起呈串珠状,称佝偻病串珠;③胸部前下肋骨外翻,自剑突沿膈肌附着处向内凹陷,形成沟状带,称肋膈沟;④胸骨剑突处显著内陷似漏斗,称漏斗胸。

4. 胸廓单侧变形　一侧胸廓膨隆,见于大量胸腔积液、气胸等。一侧胸廓凹陷,见于肺不张、肺纤维化和广泛胸膜肥厚粘连等。

（三）乳房

1. 评估方法　被评估者取坐位或仰卧位,充分暴露胸部,除检查乳房外,还应包括引流乳房部位的淋巴结。检查方法主要是视诊和触诊。视诊应观察乳房发育是否正常,皮肤及乳头有无异常。触诊自健侧乳房开始,然后检查患侧。检查左侧乳房时由外上象限开始,沿顺时针方向由浅入深触诊直至内上象限,最后触诊乳头,检查右侧乳房时与左侧相同,但沿逆时针方向进行(图 4-32)。触诊时应注意

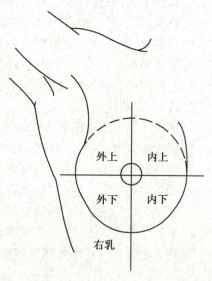

图 4-32　乳房病变的定位与划区

乳房的弹性、硬度、有无压痛及包块,并评估腋窝、锁骨上窝、颈部淋巴结是否肿大。

2. 临床意义 ①急性乳腺炎时乳房红、肿、热、痛,常局限于一侧乳房的某一象限,触诊有硬结包块,伴发热、寒颤等全身症状,常发生于哺乳期妇女。②乳腺癌通常无炎症表现,单发与皮下组织粘连,局部皮肤呈橘皮样,乳头常回缩,多见于中年妇女,晚期常伴有腋窝淋巴结转移。③乳腺良性肿瘤质较软,界限清楚,活动,常见于乳腺囊性增生、乳腺纤维腺瘤。④男性乳房增大常见于内分泌紊乱,如肝硬化、使用雌激素后,肾上腺皮质功能亢进等。

三、肺和胸膜评估

(一) 视诊

1. 呼吸运动

(1) 呼吸运动类型:呼吸运动是藉膈和肋间肌的收缩和松弛完成,胸廓随呼吸运动扩大和缩小,带动肺的扩张和收缩。吸气时胸廓扩大,肺扩张;呼气时胸廓缩小,肺收缩。两侧肺和胸膜病变,双侧胸式呼吸运动减弱;一侧肺和胸膜有疾病,表现为患侧呼吸运动减弱或消失,而健侧呼吸运动代偿性增强。

(2) 呼吸困难:①吸气性呼吸困难:因上呼吸道阻塞,引起胸骨上凹、锁骨上凹及肋间隙向内凹陷,称为"三凹征",常见于气管异物、喉头水肿等。②呼气性呼吸困难:常见于支气管哮喘、阻塞性肺气肿等。③混合性呼吸困难:见于广泛肺和胸膜疾病使呼吸面积减少所致,如重症肺炎、重症肺结核、大量胸腔积液及气胸等。

2. 呼吸频率、节律、深度 详见本章第二节。

(二) 触诊

1. 胸廓扩张度 是指呼吸时胸廓扩大和缩小的活动度。评估者两手掌置于被评估者前胸下部或背部肩胛下区两侧对称部位,左右拇指沿肋缘使拇指尖置于前正中线或后正中线两侧对称部位,其余四指伸展置于两侧,嘱被评估者深呼吸,观察两手的移动度是否一致(图4-33、图4-34)。正常人两侧胸廓扩张度一致,两手拇指移动距离相等。当胸腔积液、气胸、肺炎等疾病时,患侧胸廓扩张度减弱,健侧则代偿性增强。

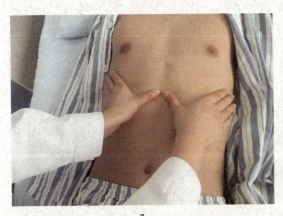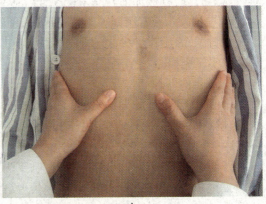

a   b

图4-33 胸廓扩张度评估方法(前胸)

2. 语音震颤 被评估者发出声音时声波沿气管、支气管、肺泡传到胸壁引起共鸣的振动,用手掌可触及,称为语音震颤。

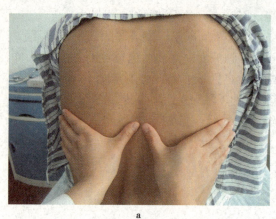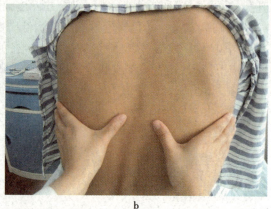

a   b

图 4-34　胸廓扩张度评估方法（后背）

（1）评估方法：评估者将双手掌尺侧缘或掌面置于胸壁两侧对称部位,嘱被评估者用同等强度重复发长音"yi",自上而下,从内到外,由前胸到背部,双手交叉,左右对比,感触两侧部位语颤的强弱（图 4-35）。

（2）临床意义：正常人语音震颤受发音强弱、音调高低、胸壁厚薄及部位等因素的影响。发音强、音调低、胸壁薄及支气管距胸壁的距离近语音震颤强,反之则弱。故成人较儿童强,男性较女性强,消瘦者较肥胖者强,前胸上部较下部强,右胸上部较左胸上部强,后背上部较下部强。

病理情况下可有：①语颤增强,主要见于肺实变如肺炎、大片肺梗死,或靠近胸壁的肺内大空洞如肺结核、肺脓肿等。②语颤减弱或消失,主要见于肺气肿、气胸、阻塞性肺不张、大量胸腔积液、胸膜严重肥厚等。

（三）叩诊

1. 叩诊方法　可分为直接叩诊和间接叩诊法,后者多用。评估者的手指平贴于肋间隙并与肋骨平行,从上到下,由外向内,两侧对比,逐个肋间隙进行叩诊,依次叩前胸、侧胸、后背（叩诊后背时嘱被评估者双手交叉抱肘,使肩胛骨外移）。

2. 叩诊音　正常胸部叩诊音有四种,即清音、浊音、实音、鼓音（图 4-36）。正常肺部叩诊音为清音,因受肺组织含气量的多少、胸壁的厚薄及邻近器官的影响,其叩诊音的音响和音调也不完全相同。

3. 肺界的叩诊

（1）肺上界：即肺尖的宽度,又称 Kronig 峡,正常范围为 4~6cm,因右肺尖位置较低,右侧较左侧稍窄。肺上界增宽,见于肺气肿及气胸,肺上界变窄或叩诊浊音,见于肺结核、肺萎缩、肺纤维化等。

（2）肺下界：正常人平静呼吸时,肺下界分别位于锁骨中线、腋中线、肩胛下角线第 6、8、10 肋间隙,两侧肺下界大致相等;瘦长者可下移一肋间隙,矮胖者可上移一肋间隙。病理情况下,肺下界上移见于肺不张、肺纤维化、大量腹水、气腹等,肺下界下移见于肺气肿等。

（3）肺下界的移动范围：相当于呼吸时膈肌的移动范围。一般是在肩胛下角线上叩出深吸气末与深呼气末肺下界之间的距离,即为肺下界的移动范围。正常成人为 6~8cm。肺下界的移动范围减小见于肺气肿、肺不张、肺纤维化等。大量胸腔积液及气胸时病人肺下界及其移动范围无法叩出。

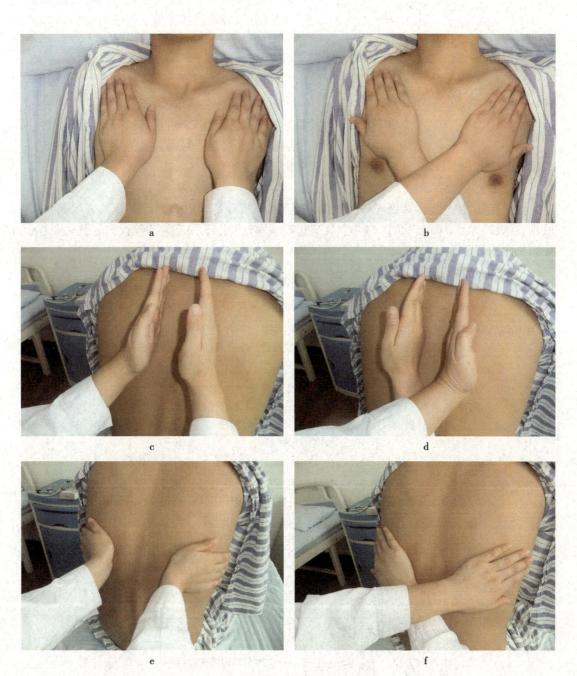

a

b

c

d

e

f

图 4-35　语音震颤评估方法

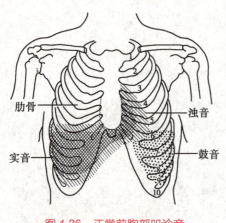

图 4-36 正常前胸部叩诊音

4. 异常胸部叩诊音 若在正常肺的清音区出现过清音、实音、浊音、鼓音，即为异常叩诊音。①过清音：见于肺气肿，为肺泡张力减弱且含气量增多所致。②实音：见于胸腔内有不含气的病变，如大量胸腔积液、肺实变等。③浊音：见于肺含气量减少的病变，如肺炎、肺结核等。④鼓音：见于气胸、或靠近胸壁的肺内大空洞。

（四）听诊

听诊时被评估者取坐位或卧位，均匀呼吸，必要时嘱其深呼吸或咳嗽，由肺尖开始，自上而下逐个肋间听诊前胸、侧胸、后背，注意上下、左右对比。

1. 正常呼吸音

包括支气管呼吸音、肺泡呼吸音、支气管肺泡呼吸音。其中肺泡呼吸音的强弱与年龄、性别、呼吸的深浅、肺组织弹性的大小及胸壁的厚薄有关。三种正常呼吸音的区别见表4-6，分布见图4-37。

表4-6 三种正常呼吸音的区别

	支气管呼吸音	肺泡呼吸音	支气管肺泡呼吸音
发生机制	呼吸时气流在声门、气管及主支气管内形成的湍流	呼吸时气流进出肺泡使其松弛和紧张交替产生的振动	兼有支气管呼吸音和肺泡呼吸音的形成机制
听诊特点	似抬舌呼气时发出的"哈"音，呼气音较吸气音音响强、音调高、时相长 吸气<呼气	似上齿咬下唇呼气时发出的"夫"音，吸气音较呼气音音响强、音调高、时相长 吸气>呼气	吸气音似肺泡呼吸音，但较之响，呼气音似支气管呼吸音，但较之弱，呼气与吸气相大致相等 吸气=呼气
听诊部位	喉部、胸骨上窝、背部第6、7颈椎及第1、2胸椎附近	除支气管呼吸音与支气管肺泡呼吸音以外肺野部位	胸骨角附近、肩胛间区第3、4胸椎、肺尖附近

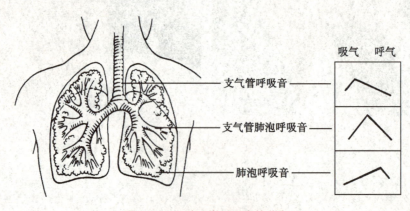

图 4-37 三种正常呼吸音的分布

2. 异常呼吸音

（1）异常肺泡呼吸音：为病理情况下肺泡呼吸音的强度、性质或时间的改变。①肺泡呼吸音减弱或消失，与进入肺泡的气流量减少或气流速度减慢、呼吸音传导障碍有关。常见疾病有：胸痛、呼吸道阻塞如气管异物、气胸、胸腔积液等。②肺泡呼吸音增强，由于肺泡通气量增加气流加速所致，双侧肺泡呼吸音增强见于运动、发热、酸中毒、代谢亢进等。一侧肺和胸膜疾病，健侧肺泡呼吸音代偿性增强。③呼气音延长：见于支气管哮喘、慢性阻塞性肺气肿等。

（2）异常支气管呼吸音：凡在肺泡呼吸音听诊范围内听到支气管呼吸音称异常支气管呼吸音。常见于肺组织实变、肺内大空洞、压迫性肺不张等。

（3）异常支气管肺泡呼吸音：指在肺泡呼吸音的部位听到混合呼吸音。见于支气管肺炎、肺结核、大叶性肺炎初期等。

3. 啰音　指呼吸音以外的附加音，正常人无啰音，按性质不同分为干啰音和湿啰音两种（图4-38）。

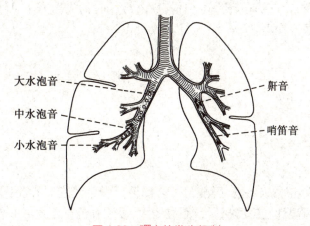

图 4-38　啰音的发生机制

（1）干啰音

1）发生机制：由于支气管平滑肌痉挛；炎症导致呼吸道黏膜充血、水肿及黏稠分泌物增加；管腔内肿块、异物等原因，致气管、支气管及细支气管狭窄，气流经过时形成湍流产生的声音。

2）听诊特点：①吸气与呼气时均可听到，以呼气时较明显。②音调高，持续时间长。③强度、性质、数量和部位均易发生改变。

3）分类：①哨笛音或哮鸣音，音调高，多产生于较小的支气管或细支气管。②鼾音，音调低而响亮，类似熟睡时的鼾声，发生于气管、主支气管。

4）临床意义：双肺干啰音，常见于支气管哮喘、慢性喘息型支气管炎及心源性哮喘。局限性干啰音，见于支气管内膜结核、肿瘤等。

（2）湿啰音

1）发生机制：①呼吸时气流通过呼吸道内稀薄的液体，如痰液、脓液、血液等所形成的水泡破裂产生的声音，故又称水泡音。②细小支气管管壁及肺泡壁因分泌物粘着而陷闭，吸气时突然张开重新冲气所产生的爆裂音。

2）听诊特点：①呼吸时均可听到，以吸气时较为明显。②断续而短暂，一次连续多个出现。③性质及部位易变性小,但咳嗽后可减少或消失。

3)分类:①粗湿啰音(大水泡音),发生于气管、主支气管和空洞部位。②中湿啰音(中水泡音),发生于中等口径的支气管。③细湿啰音(细水泡音),发生于小支气管。④捻发音,多在吸气末闻及,似在耳边用手指捻搓一束头发时所发出的声音。

4)临床意义:局限性湿啰音,提示该部位有病变,如肺炎、肺结核、支气管扩张症等。双肺底湿啰音,多见于心衰所致的肺瘀血、支气管肺炎等。双肺满布湿啰音,多为急性肺水肿。捻发音常见于老年人或久病卧床的病人。

4. 语音共振 又称听觉语音,其发生机制、临床意义同语音震颤。检查方法:嘱被评估者重复发同一强度的"yi"长音,同时用听诊器按语颤的检查顺序,进行左右对比听诊,比较其强度、性质的改变。

5. 胸膜摩擦音 正常胸膜表面光滑、胸膜腔内有微量液体起润滑作用,呼吸时无声响。胸膜炎症时,纤维素渗出致表面粗糙,随着呼吸运动脏层和壁层胸膜互相摩擦产生的声音,类似于一手掩耳、另一手指在其手背上摩擦时所听到的声音称胸膜摩擦音。胸膜摩擦音前下侧胸壁部位可闻及,特点是在呼吸两相均存在,屏气时消失。见于急性纤维素性胸膜炎、肺梗死、胸膜肿瘤、尿毒症等。

边学边练

实践三　肺部评估

四、心脏评估

(一)视诊

1. 心前区隆起 正常人胸廓两侧对称,心前区无异常隆起。心前区隆起常因儿童时期患先天性心脏病或风湿性心瓣膜病所致心脏增大,慢性心包炎伴大量心包积液,在儿童生长发育完成前影响胸廓正常发育而形成。

2. 心尖搏动 心脏收缩时,心尖冲击心前区胸壁所引起的局部向外搏动,称心尖搏动。正常人坐位时心尖搏动一般位于左侧第五肋间锁骨中线内 0.5~1.0cm,搏动范围直径 2.0~2.5cm。肥胖或女性乳房悬垂时不易看见。

(1)心尖搏动位置改变:正常人心尖搏动位置改变主要与体位、体型有关。心尖搏动在仰卧位时稍上移;左侧卧位时可向左移 2.0~3.0cm;右侧卧位时可向右移 1.2~2.5cm。矮胖体型、小儿及妊娠时心脏呈横位,向上外移;瘦长型者可向下移至第 6 肋间。病理情况下心尖搏动位置改变主要见于:

1)心脏疾病:左心室增大心尖搏动向左下移位;右心室增大心尖搏动向左移位。

2)胸部疾病:一侧肺不张或胸膜粘连时,心尖搏动向患侧移位;一侧胸腔积液或气胸时,心尖搏动向健侧移位。肺气肿伴右心室增大时,剑突下可见明显搏动。

3)腹部疾病:大量腹水、腹腔巨大肿块时心尖搏动上移。

(2)心尖搏动强度及范围的改变:

1)生理情况下:剧烈运动、情绪激动以及儿童、体型较瘦者心尖搏动强,范围较大;肥胖、肋间隙狭窄者心尖搏动弱,范围缩小。

2)病理情况下:发热、甲亢、贫血、左心室增大等心尖搏动增强,范围增大;心肌梗死、心肌病、心包积液、肺气肿、左侧胸腔大量积液等心尖搏动减弱或消失。

（二）触诊

心脏触诊不仅能证实视诊的结果，还能获得视诊未能觉察的体征，通常用手掌、手掌尺侧或指腹触诊（图4-39、图4-40）。

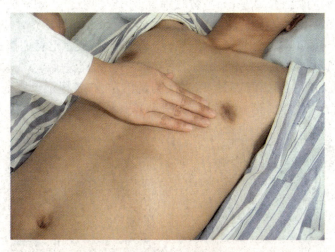

图4-39　心脏触诊（指腹触诊）

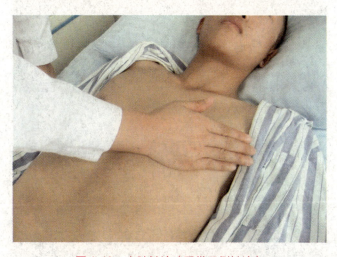

图4-40　心脏触诊（手掌尺侧触诊）

1. 心尖搏动　在视诊基础上进一步明确心尖搏动的位置、范围、强度。如触诊的手指被强有力的心尖搏动抬起并停留片刻，称抬举样搏动，是左心室肥大的可靠依据。心尖搏动的外向凸起运动标志着心室收缩的开始，与第一心音同步，借此可判断震颤和杂音的时期。

2. 震颤　是触诊心前区时感觉到的一种细微震动，类似猫呼吸时在其喉部触及的震颤，故又称猫喘，是器质性心脏病的特征性体征之一。如触及震颤应注意其部位、时期及临床意义。

3. 心包摩擦感　心包炎症时纤维素渗出使心包膜表面粗糙，心脏跳动时脏、壁两层心包膜互相摩擦产生振动传至胸壁，可在心前区触知，称心包摩擦感。在胸骨左缘第3、4肋间最易触及；以收缩期、前倾坐位及呼气末更明显；屏气时仍存在，但随着渗出液的增多，心包摩擦感反而消失。

（三）叩诊

心脏叩诊可确定心界，以判断心脏的大小、形态和位置。

1. 叩诊方法和顺序　①方法：被评估者取仰卧位或坐位；采用间接叩诊法，以左手中指作为叩诊板指，与肋间隙卧位时平行、坐位时垂直，叩击力度适中，频率适当，板指每次移动距离不宜过大。②顺序：先左界后右界，由外向内，自下而上。叩左界时，在心尖搏动外 2～3cm 处由外向内叩（图 4-41），当叩诊音由清音变为浊音时，表示已达心脏边界做一标记，逐渐向上叩至第 2 肋间；叩右界时，先叩出肝上界，于肝上界的上一肋间（一般为右锁骨中线第 4 肋间）开始，方法同叩左界。③测量：用直尺测量出左、右各标记点距前正中线的垂直距离，再测量出左锁骨中线距前正中线的距离（图 4-42）。

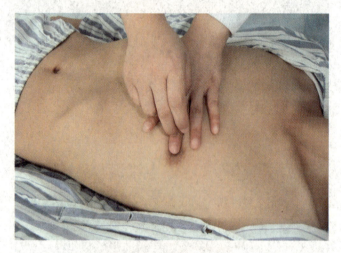

图 4-41　心脏叩诊方法

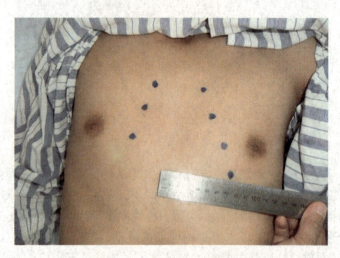

图 4-42　心脏浊音界的测量

2. 正常心浊音界　心脏两侧被肺遮盖的区域叩诊呈浊音，其边界称为相对浊音界，其反映心脏的实际大小和形状；不被肺遮盖的心脏部分叩诊呈实音，称为绝对浊音界（图 4-43）。正常成人相对浊音界与前正中线的距离见表 4-7。

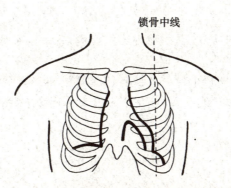

图4-43 心脏相对浊音界与绝对浊音界

表4-7 正常成人心脏相对浊音界

右界（cm）	肋间	左界（cm）
2～3	Ⅱ	2～3
2～3	Ⅲ	3.5～4.5
3～4	Ⅳ	5～6
	Ⅴ	7～9

注：左锁骨中线距前正中线的距离为8～10cm

3. 心脏浊音界的变化及意义

（1）左心室增大：心浊音界向左下扩大，心腰部呈直角似靴形，故称靴形心（图4-44）。见于主动脉瓣关闭不全、高血压性心脏病等。

（2）左心房及肺动脉扩大：胸骨左缘第2、3肋间心浊音界向左扩大，心腰部饱满或膨出，呈梨形，称梨形心（图4-45），常见于二尖瓣狭窄。

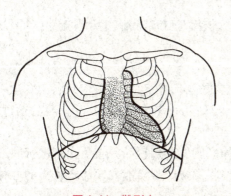

图4-44 靴形心

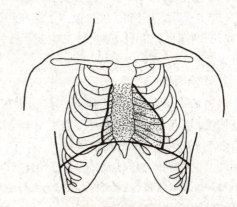

图4-45 梨形心

（3）右心室增大：轻度增大时无明显改变，显著增大时，心浊音界向两侧扩大，以左侧扩大更明显。常见于肺源性心脏病。

（4）双心室增大：心界向两侧扩大，呈普大形。见于扩张型心肌病、全心衰等。

（5）心包积液：心界向两侧扩大，并随体位改变而变化，坐位时呈烧瓶形，卧位时近似球形。

（四）听诊

听诊是心脏评估的重要方法,其听诊内容主要包括心率、心律、心音、额外心音、心脏杂音和心包摩擦音等。

1. 心脏瓣膜听诊区及听诊顺序　心脏各瓣膜开放和关闭所产生的声音传导至前胸壁最易听清楚的部位,称瓣膜听诊区。包括4个瓣膜5个听诊区(图4-46)。

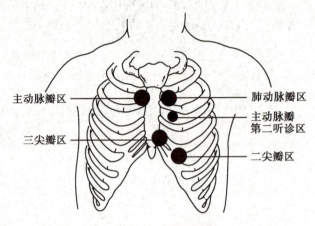

主动脉瓣区　　　　　　　　　　肺动脉瓣区
　　　　　　　　　　　　　　　主动脉瓣
　　　　　　　　　　　　　　　第二听诊区
三尖瓣区　　　　　　　　　　　二尖瓣区

图4-46　心脏瓣膜听诊区

（1）二尖瓣听诊区:位于心尖搏动最强点,随着心脏形态改变,听诊部位也随之移位。心脏正常大小时,位于左侧第五肋间锁骨中线稍内侧。心脏增大时,选择心尖搏动最强点为二尖瓣听诊区。

（2）主动脉瓣听诊区:位于胸骨右缘第2肋间。

（3）主动脉瓣第二听诊区:位于胸骨左缘第3、4肋间。

（4）肺动脉瓣听诊区:位于胸骨左缘第2肋间。

（5）三尖瓣听诊区:在胸骨体下端左缘处。

听诊顺序按逆时针方向,从二尖瓣听诊区开始,依次是肺动脉瓣、主动脉瓣、主动脉瓣第二听诊区、三尖瓣区。

2. 听诊内容

（1）心率:即每分钟心搏的次数。正常成人在安静状态下,心率多为60～100次/分。儿童偏快,老年人偏慢。成人心率大于100次/分,婴幼儿心率大于150次/分,称心动过速;心率低于60次/分,称心动过缓。

（2）心律:指心脏跳动的节律。正常成人心律规则,部分青年、儿童可出现吸气时心率增快、呼气时心率减慢,称窦性心律不齐,一般无临床意义。听诊能发现的最常见的心律失常是期前收缩和心房颤动。

1）期前收缩:听诊特点为:①在规则心跳基础上突然提前出现一次心跳,其后有一较长的间隙;②提前出现的心跳第一心音增强,第二心音减弱或难以听到;③可以联律形式出现,如每一次正常心搏后出现一次期前收缩,称为二联律;每两次正常心搏后出现一次期前收缩或每一次正常心搏后出现两次期前收缩,称为三联律。偶发的期前收缩多无重要意义,频发（>5次/分）或呈联律的期前收缩多为器质性病变,如器质性心脏病、洋地黄中毒、低钾血症等。

2）心房颤动:其听诊特点为:①心室律绝对不规则;②第一心音强弱不等;③心率与脉率不一致,脉率少于心率(称脉搏短绌)。常见于二尖瓣狭窄、冠心病、甲状腺功能亢进症等。

（3）心音:每个心动周期有四个心音,按出现的先后顺序命名为第一心音(S_1)、第二心音(S_2)、第三心音(S_3)、第四心音(S_4)。通常能听到的是S_1和S_2,部分健康儿童和青少年可听到S_3,S_4一般听不到,如能听到多为病理性。

1）S_1和S_2:S_1和S_2的产生机制和听诊特点见表4-8。

表4-8　S_1和S_2的产生机制和听诊特点

心音	S_1	S_2
产生机制	二尖瓣、三尖瓣关闭引起振动而产生音响,标志着心室收缩的开始	主动脉瓣、肺动脉瓣关闭引起振动而产生音响,标志着心室舒张的开始
音调	较低钝	较高而脆
音响	较强	较弱
持续时间	较长	较短
听诊最响部位	心尖部	心底部
与心尖搏动关系	同时出现	之后出现

2）心音的变化及临床意义:①心音强度的改变:受生理因素及病理因素的影响,心音可出现增强和减弱(表4-9)。②心音性质的变化:当心肌严重病变时,如心肌梗死、重症心肌炎等,第一心音性质失去原有的特征而与第二心音相似,多伴有心率增快,舒张期与收缩期时间几乎相等,其心音酷似钟摆的"滴答"声或类似胎儿心音,故称"钟摆律"或"胎心律",提示病情严重。③心音分裂:由于构成第一心音和第二心音的两个主要瓣膜关闭的时间差距加大,导致一个心音分裂成两个心音的现象,称心音分裂。生理情况下偶见于正常儿童与青少年。病理情况下第一心音分裂常见于完全性右束支传导阻滞,肺动脉高压;第二心音分裂常见于左心衰、二尖瓣狭窄伴肺动脉高压等。

表4-9　心音强度的变化及临床意义

心音强度的变化	临 床 意 义
S_1增强	二尖瓣狭窄、期前收缩、甲状腺功能亢进症
S_1减弱	二尖瓣关闭不全、心力衰竭、心肌梗死、心肌炎
S_1强弱不等	心房颤动、频发室性早搏、完全性房室传导阻滞
A_2增强	高血压、主动脉粥样硬化
A_2减弱	主动脉瓣关闭不全或狭窄
P_2增强	肺心病、二尖瓣狭窄、左至右分流的先天性心脏病
P_2减弱	肺动脉瓣狭窄或关闭不全
S_1、S_2同时增强	运动、情绪激动、发热、贫血、甲状腺功能亢进
S_1、S_2同时减弱	肥胖、肺气肿、心包积液、休克、心肌严重损害

注:A_2主动脉瓣区第二心音,P_2肺动脉瓣区第二心音

（4）额外心音：指在第一、第二心音之外额外出现的病理性附加音，多数在舒张期出现，也可出现于收缩期。

1）舒张早期奔马律：是病理性第三心音，系在第二心音后（舒张早期）出现的额外音，与第一、第二心音组成三音律，三个心音间隔大致相等，心率常在 100 次/分以上，听诊时类似马蹄奔跑的声音。舒张早期奔马律提示有严重的器质性心脏病常见于心力衰竭、重症心肌炎、急性心肌梗死等。

2）开瓣音：又称二尖瓣开放拍击音，由于舒张早期血流自高压力的左心房迅速流入左心室，弹性尚好的瓣叶迅速开放后又突然停止瓣叶振动产生。于第二心音后 0.07 秒出现。听诊特点为音调高，短促而响亮、清脆，心尖部内侧较清楚。见于二尖瓣狭窄，为瓣叶弹性及活动尚好的间接指标。

（5）心脏杂音：指除心音及额外心音以外持续时间较长的异常声音。

1）杂音产生的机制：正常情况下，血液在血管内呈层流状态，不产生声音。当血流加速、瓣膜口狭窄或关闭不全、异常通道、心腔内漂浮物、血管腔扩大或狭窄时，血流由层流变为湍流，使心壁、瓣膜、腱索或大血管壁发生振动而产生杂音（图 4-47）。

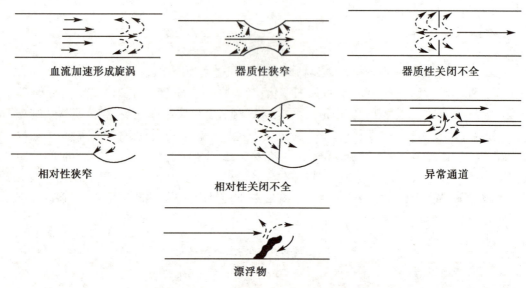

图 4-47　心脏杂音产生的机制示意图

2）杂音的听诊要点：听诊杂音时应根据其最响的部位及传导方向、出现时期、性质、强度等来判断其临床意义。

最响部位及传导方向：一般来说，杂音在某瓣膜听诊区最响，提示病变部位在该瓣膜。如杂音在心尖部最响，提示病变在二尖瓣；在主动脉瓣区最响，提示主动脉瓣有病变。杂音常沿着产生杂音的血流方向传导，也可经周围组织扩散。根据杂音最响的部位和传导方向，可判断杂音的来源和性质。如在心尖部出现粗糙的吹风样收缩期杂音，并向左腋下和左肩胛下区传导，应考虑二尖瓣关闭不全。由于许多杂音具有传导性，在心脏各听诊区听到的杂音除考虑相应的瓣膜病变外，还应考虑是否由其他部位传导所致。

时期：按杂音在心动周期中出现的时期，分为收缩期杂音（SM）、舒张期杂音（DM）、连续性杂音。舒张期杂音和连续性杂音均为器质性，收缩期杂音则有器质性和功能性两种。如心尖区舒张期杂音可考虑二尖瓣狭窄;心尖区收缩期杂音可考虑功能性杂音或二尖瓣关闭不全等。

性质:不同的病变产生的杂音性质也不同,可分为吹风样、隆隆样、喷射样、叹气样、机器声样、乐音样等。吹风样杂音有柔和与粗糙两种,功能性杂音较柔和,器质性杂音较粗糙;心尖区收缩期粗糙的吹风样杂音,提示二尖瓣关闭不全。心尖区舒张期隆隆样杂音是二尖瓣狭窄的特征。主动脉瓣区收缩期喷射样杂音,见于主动脉瓣狭窄。主动脉瓣区舒张期叹气样杂音,是典型的主动脉瓣关闭不全的杂音。机器声样杂音主要见于动脉导管未闭。乐音样杂音常见于感染性心内膜炎、梅毒性主动脉瓣病变等。

强度:收缩期杂音通常分为6级,分级标准见表4-10。

表4-10 杂音强度分级

级别	响度	听诊特点	震颤
1	很轻	须在安静环境下仔细听诊才能听到,易被忽略	无
2	轻度	初学者不易听到	无
3	中度	明显的杂音	无
4	响亮	杂音响亮	有
5	很响	杂音很强	明显
6	最响	杂音很响,听诊器离胸壁一定距离也能听到	明显

一般认为,2级以下的收缩期杂音多为功能性杂音,3级和3级以上多为器质性杂音。舒张期杂音一般不分级。杂音强度的记录方法:杂音级别为分子,6级分类法为分母,如强度为2级的收缩期杂音,记录为2/6级杂音。

3)杂音的临床意义:杂音对心血管疾病的诊断具有重要价值,但是有杂音不一定有心脏病。根据产生杂音的心脏有无器质性病变,可分为功能性杂音和器质性杂音,功能性杂音一般为收缩期,二者之间的区别具有重要的临床意义(表4-11)。常见器质性杂音的特点及临床意义见表4-12。

(6)心包摩擦音:与心包摩擦感产生的机制、临床意义相同,但较之敏感。

表4-11 收缩期功能性杂音与器质性杂音的鉴别要点

鉴别点	功能性	器质性
年龄	儿童、青少年多见	见于任何年龄
部位	肺动脉瓣区和(或)心尖区	任何瓣膜均可听到
性质	吹风样,柔和	吹风样,粗糙
持续时间	短	长,常为全收缩期
强度	≤2/6级	≥3/6级,可有震颤
传导	局限	较广而远
心脏大小	正常	可有心房和心室增大

表4-12　常见心脏瓣膜病变的杂音特点

瓣膜病变	最响部位	时期	性质	传导
二尖瓣狭窄	心尖部	舒张期	隆隆样	局限
二尖瓣关闭不全	心尖部	收缩期	吹风样	左腋下
主动脉瓣狭窄	主动脉瓣区	收缩期	喷射样	颈部
主动脉瓣关闭不全	主动脉瓣第二听诊区	舒张期	叹气样	心尖部
动脉导管未闭	胸骨左缘第2肋间	连续性	机械声样	左上胸及背部
室间隔缺损	胸骨左缘第3、4肋间	收缩期	粗糙吹风样	心前区

五、周围血管征评估

周围血管征主要由于脉压差增大所致,常见于主动脉瓣关闭不全、甲状腺功能亢进症、重度贫血、动脉导管未闭等。其主要体征有:

1. 水冲脉　详见本章第二节全身状态评估。

2. 枪击音　将听诊器体件放在股动脉或肱动脉等四肢大动脉处,如能听到与心跳一致的、短促如射枪的"嗒-嗒"声,称枪击音。

3. Duroziez双重杂音　将听诊器体件放在股动脉或肱动脉上稍加压力,可闻及收缩期与舒张期双重吹风样杂音,称Duroziez双重杂音。

4. 毛细血管搏动征　用手指轻压被评估者指甲甲床末端,或以玻片轻压其口唇黏膜,使局部发白,如见到随心脏搏动而有规律的红白交替现象,称毛细血管搏动征。

附：呼吸、循环系统常见疾病的主要体征(表4-13、表4-14)。

表4-13　呼吸系统常见疾病的主要体征

疾病	视诊	触诊			叩诊	听诊
		胸廓扩张度	气管位置	语音震颤		
肺炎球菌肺炎	对称	患侧减弱	居中	患侧增强	患侧浊音	患侧异常支气管呼吸音,有湿啰音
胸腔积液	患侧饱满	患侧减弱或消失	移向健侧	患侧减弱或消失	患侧实音	患侧呼吸音减弱或消失
气胸	患侧饱满	患侧减弱	移向健侧	患侧减弱	患侧鼓音	患侧呼吸音减弱或消失
阻塞性肺气肿	桶状胸	两侧减弱	居中	两侧减弱	双肺过清音	双肺呼吸音减弱,可闻及干湿啰音

表 4-14　循环系统常见疾病的主要体征

疾病	视诊	触诊	叩诊	听诊
二尖瓣狭窄	二尖瓣面容,心尖搏动正常或略向左移位	心尖区可有舒张期震颤	心浊音界向左扩大,心腰部膨隆,心界呈梨形	①心尖区舒张中晚期隆隆样局限性杂音;②第一心音增强;③可有开瓣音;④肺动脉瓣区第二心音增强伴分裂
二尖瓣关闭不全	心尖搏动向左下移位	心尖搏动有力,呈抬举样,可有收缩期震颤	心浊音界向左下扩大	①心尖区粗糙的吹风样全收缩期杂音,强度 3/6 级以上,向左腋下及左肩胛下传导;②第一心音减弱或被杂音掩盖;③肺动脉瓣区第二心音增强伴分裂
主动脉瓣狭窄	心尖搏动位置正常或向左下移位	心尖搏动呈抬举样,胸骨右缘第二肋间可有收缩期震颤	心浊音界正常,也可向左下扩大	①胸骨右缘第二肋间可闻及收缩期喷射性杂音,响亮粗糙,常在 3/6 级以上,向颈部传导;②主动脉瓣区第二心音减弱
主动脉瓣关闭不全	心尖搏动向左下移位,搏动范围较广	心尖搏动呈抬举样。可有水冲脉和毛细血管搏动征	心浊音界向左下扩大,呈靴形心	①胸骨右缘第二肋间或胸骨左缘第 3、4 肋间舒张期叹气样杂音,可向心尖区传导,前倾坐位最清楚;②主动脉瓣区第二心音减弱;③可闻及枪击音和 Duroziez 双重杂音
心包积液	心前区饱满,心尖搏动减弱或消失,颈静脉怒张	心尖搏动减弱或触不到,如能触及则在心浊音界内侧,可有奇脉	心界向两侧扩大,并随体位改变而变化	少量积液时可听到心包摩擦音,大量积液时心音弱而遥远

 边学边练

实践四　心脏评估

第六节　腹 部 评 估

 工作情景与任务

导入情景:

　　小张,24 岁,近 3 天来轻微恶心、上腹部不适,未做特别处理,今天上班过程中下腹部疼痛逐渐加重,难以忍受,呕吐大量胃内容物。同事将其紧急送入医院。入院时小张表情痛苦,大汗淋漓。

工作任务:

对小张进行腹部评估。

一、腹部的体表标志和分区

腹部主要由腹壁、腹腔及腹腔内脏器组成,上起横膈、下至骨盆,前面及侧面由腹壁组成,后面为脊柱和腰肌。为了准确地描述腹腔脏器病变的部位,常借助人体的体表标志,并进行分区。

(一)体表标志

常用的腹部体表标志有肋弓下缘、腹上角、脐、髂前上棘、腹中线、腹股沟韧带等(图4-48)。

(二)腹部分区

临床上常用的有四区法和九区法。

1. 四区法 即通过脐划一条水平线和一条垂直线,将腹部分为右上腹、左上腹、右下腹和左下腹四区(图4-49和表4-15)。此法简单易行,但难以准确定位。

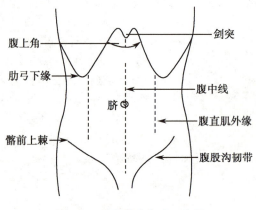

图4-48 腹部体表标志示意图

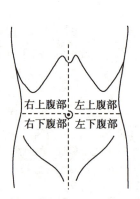

图4-49 腹部体表分区
(四区分法)

表4-15 四区法各区主要脏器

四分区	脏器
右上腹	肝、胆囊、幽门、十二指肠、部分小肠、结肠肝曲、部分横结肠、胰头、右肾、右肾上腺、主动脉腹部
左上腹	胃、部分小肠、部分横结肠、结肠脾曲、肝左叶、脾、胰体、胰尾、左肾、左肾上腺、腹主动脉
右下腹	盲肠、阑尾、部分升结肠、部分小肠、右输尿管、膨胀的膀胱、增大的子宫、女性右侧输卵管和卵巢、男性右侧精索
左下腹	部分小肠、部分降结肠、乙状结肠、左输尿管、膨胀的膀胱、增大的子宫、女性左侧卵巢和输卵管、男性左侧精索

2. 九区法 由两条水平线(左右肋弓下缘连线及左右髂前上棘连线)和两条垂直线(通过左右髂前上棘至腹中线连线的中点所作的垂线)将腹部划分为9个区域:即左、右季肋部,左、右腰部,左、右髂部,上腹部,脐部,耻骨上部(图4-50)。此法分区较细,定位准确,但因部分脏器常超过1个分区,导致描述复杂。

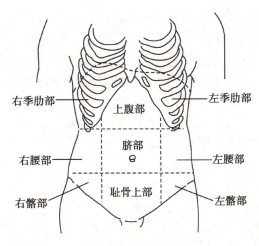

图4-50 腹部体表分区（九区分法）

二、腹部评估

腹部评估采用视诊、触诊、叩诊、听诊，其中以触诊为主。因触诊和叩诊均向腹部施加压力，增加肠蠕动，影响听诊效果，故评估顺序为视诊、听诊、叩诊、触诊，而记录顺序为视诊、触诊、叩诊、听诊。

（一）视诊

评估前被评估者排空膀胱，取仰卧位，充分暴露全腹，评估者站在被评估者右侧，自上而下进行全面观察，必要时由侧面呈切线方向观察有无微小隆起、蠕动波等。视诊的主要内容有腹部外形、呼吸运动、腹壁静脉、胃肠型及蠕动波等。

1. 腹部外形　评估时注意腹部外形是否对称、有无隆起或凹陷。正常成年人平卧时，腹部外形对称，以肋缘至耻骨联合做一标准平面，前腹壁处于同一平面或略微凹陷，称腹部平坦。腹部稍高出此平面者称腹部饱满，如肥胖者及小儿。前腹壁稍低于此平面，称腹部低平，如消瘦者。若腹部明显膨隆或凹陷者应视为异常。

（1）腹部膨隆：平卧位前腹壁明显高于肋缘到耻骨联合平面，称腹部膨隆。分为全腹膨隆和局部膨隆。①全腹膨隆：生理状况下见于过度肥胖、妊娠；病理状况下见于大量腹水、腹内胀气、人工气腹、腹内巨大肿瘤等。大量腹水时，平卧位液体沉于腹腔两侧，腹部扁平而宽，称蛙腹。腹内胀气、人工气腹时腹部呈球形，不随体位的变化而变化。当全腹膨隆时，应定期测量腹围，以便观察其程度和变化。嘱被评估者排尿后平卧，用软尺经脐绕腹一周，测得的周长即为腹围，以 cm 计。②局部膨隆：常因脏器肿大，腹内肿瘤或炎性包块，胃或肠内胀气，以及腹壁上的肿物和疝等引起。

（2）腹部凹陷：卧位时前腹壁明显低于肋缘到耻骨平面称腹部凹陷，见于显著消瘦、严重脱水等。严重者前腹壁凹陷几乎贴近于脊柱，全腹呈舟状，称为舟状腹，见于恶病质、结核病、糖尿病等慢性消耗性疾病。

2. 呼吸运动　呼吸时腹壁上下起伏称为腹式呼吸。腹式呼吸减弱或消失见于腹膜炎症、腹腔大量积液、急性腹痛、腹腔内巨大肿块或妊娠晚期等。腹式呼吸增强见于肺部或胸膜疾病等。

3. 腹壁静脉　正常人腹壁静脉一般不显露。门静脉高压或上、下腔静脉回流受阻致侧支循环形成时，腹壁静脉显露，或迂曲变粗，称腹壁静脉曲张。腹壁静脉曲张时应判断血流方向,有助于确定静脉曲张的原因。选择一段没有分支的腹壁静脉,评估者将右手示指和中指并拢压在该段静脉上,一手指紧压静脉,另一手指紧压静脉向外滑动一段距离后放松,观察静脉是否充盈,如立即充盈,则血流方向是从放松的一端流向紧压的一端(图4-51),如未充盈,则血流方向相反。正常时脐水平线以上腹壁静脉自下向上进入上腔静脉,脐水平线以下的腹壁静脉自上向下进入下腔静脉。当门静脉高压时,静脉曲张以脐为中心呈水母状,血流方向与正常相同(图4-52);当上腔静脉回流受阻时,脐上、下的腹壁静脉的血流方向均向下(图4-53);当下腔静脉回流受阻时,则均向上(图4-54)。

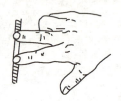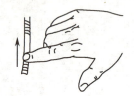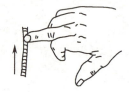

图4-51　评估静脉血流方向示意图

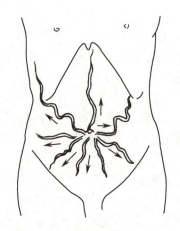

图4-52　门静脉高压时腹壁曲张
静脉血流分布和方向

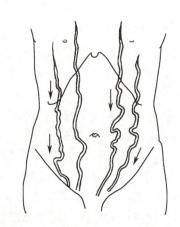

图4-53　上腔静脉阻塞时腹壁曲张
静脉血流分布和方向

4. 胃肠型和蠕动波　正常人腹部一般看不到胃和肠的轮廓及蠕动波。当胃肠道发生梗阻时,如幽门梗阻、机械性肠梗阻,梗阻近端的胃或肠段饱满而隆起,可显示各自的轮廓,称为胃型或肠型,同时胃肠蠕动加强可出现蠕动波。

（二）触诊

嘱被评估者排空膀胱,取仰卧位,两手自然平放于躯干两侧,两腿屈起稍分开。评估者位于被评估者右侧,前臂应与腹部在同一平面。全腹触诊时自左下腹开始沿逆时针方向由浅入深依次检查;若被评估者诉有腹痛,则从正常部位开始,逐渐移向病变区域。检查时注意手要温暖,动作轻柔,边检查边观察被评估者的反应与表情,对精神紧张者,可采用谈话的方式转移其注意力而减少腹肌紧张。触诊内容主要有腹壁紧张度、压痛与反跳痛、腹腔脏器、腹部肿块等。

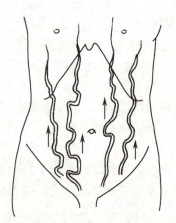

图4-54　下腔静脉阻塞时腹壁
曲张静脉血流分布和方向

1. 腹壁紧张度　正常人腹壁有一定张力,触之柔软,某些病理情况可使全腹或局部紧张度增加。

(1) 弥漫性腹壁紧张度增加:主要因腹膜炎症刺激引起腹肌痉挛所致。急性胃肠穿孔或输卵管妊娠破裂时,腹壁明显紧张,硬如木板,称为板状腹;结核性腹膜炎或癌性腹膜炎时,触之柔韧而具有抵抗力,犹如揉面团一样,称为揉面感。

(2) 局限性腹壁紧张度增加:见于该处脏器的炎症侵及腹膜所致,如急性胆囊炎可出现右上腹紧张,急性阑尾炎出现右下腹紧张。

2. 压痛与反跳痛　正常腹部无压痛和反跳痛。

(1) 压痛:由浅入深按压腹部,发生疼痛者,称为压痛。常因炎症、结核、结石、肿瘤、破裂、扭转等病变引起,固定的压痛点提示病变部位。

临床常见的压痛点有:阑尾点又称麦氏(McBurney)点,位于右髂前上棘与脐连线的外1/3与中1/3交界处,阑尾炎时压痛明显;胆囊点,位于右锁骨中线与肋弓下缘交界处,胆囊病变常有压痛;输卵管异位妊娠时,破裂侧有压痛点(右侧输卵管异位妊娠应与阑尾压痛点相鉴别)。

(2) 反跳痛:当触诊出现压痛后,手指在原处停留片刻,使压痛感稍趋稳定后快速抬起手指,腹痛骤然加剧伴痛苦表情,称为反跳痛,提示炎症已累及壁层腹膜。

压痛、反跳痛同时伴有腹肌紧张,称为腹膜刺激征,是急性腹膜炎的重要体征。

3. 肝脏触诊　主要用于了解肝脏下缘的位置和肝脏的质地、表面、边缘及有无压痛等。

(1) 评估方法:有单手触诊法、双手触诊法、冲击触诊法三种。①单手触诊法:适用于腹壁软、薄或肝缘较浅表时,评估者右手四指并拢,掌指关节伸直,与肋缘大致平行地放在右上腹部,随着病人的呼吸运动滑动(图4-55);②双手触诊法:评估者右手同单手触诊法,左手托住被评估者右腰部并向上推,使肝下缘紧贴前腹壁下移,同时限制右下胸扩张,增加膈下移的幅度,这样吸气时右手指就更容易碰到下移的肝脏(图4-56);③冲击触诊法:大量腹水病人,可用冲击触诊法。

(2) 临床意义:①大小:正常成人的肝脏一般不易触及,但腹壁松弛及较瘦者可于右锁骨中线肋缘下1cm、剑突下3cm以内触及,平静呼吸时,测量右锁骨中线肋缘下至肝下缘的

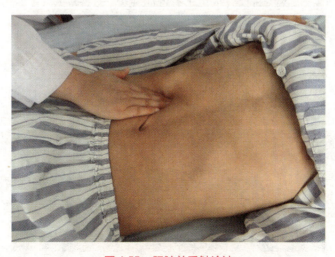

图 4-55　肝脏单手触诊法

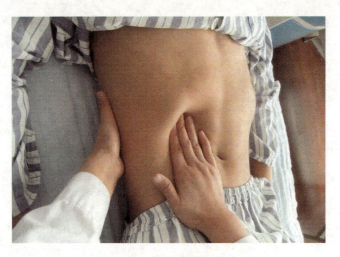

图4-56　肝脏双手触诊法

距离和前正中线剑突下至肝下缘的距离(以 cm 计)。弥漫性肝肿大见于肝炎、肝瘀血、脂肪肝、早期肝硬化、白血病、血吸虫病等;局限性肝肿大见于肝脓肿、囊肿、肿瘤等;肝下垂见于肺气肿、右侧胸腔大量积液。肝缩小见于急性和亚急性肝坏死、晚期肝硬化。②质地:正常肝脏质地柔软;急慢性肝炎、脂肪肝及肝瘀血时质韧;肝硬化质硬,肝癌质地最坚硬;肝脓肿或囊肿时呈囊性感。③边缘和表面状态:注意肝脏表面是否光滑,有无结节,边缘是否整齐。肝边缘钝圆常见于脂肪肝或肝瘀血;肝边缘不规则,表面不光滑,呈不均匀的结节状,见于肝癌、多囊肝和肝包虫病;肝表面呈大块状隆起者,见于巨块型肝癌或肝脓肿。④压痛:正常肝脏无压痛,轻度弥漫性压痛见于肝炎、肝瘀血等,局限性剧烈压痛见于肝脓肿。

4. 胆囊触诊　触诊方法与肝脏触诊相同。正常胆囊不能触及。胆囊肿大时,在右肋下缘与腹直肌外缘交界处可触及一卵圆形或梨形、张力较高的囊性肿块,随呼吸而上下移动,常见于急性胆囊炎、胆囊结石等。

墨菲(Murphy)征:评估者将左手掌放于被评估者右前胸下部,拇指按压在右腹直肌外缘与右肋弓下缘交界处(胆囊点),让被评估者缓慢深吸气,如在吸气过程中因疼痛而突然屏气,称墨菲征阳性,又称胆囊触痛征,常见于急性胆囊炎(图4-57)。

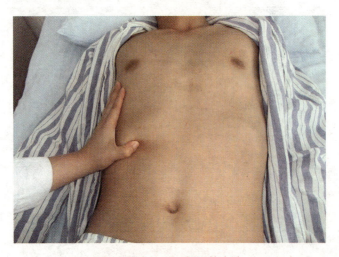

图4-57　Murphy 征评估方法

5. 脾脏触诊

（1）评估方法：脾脏明显肿大而位置表浅时，用单手触诊法；如果脾脏肿大而位置较深时，用双手触诊法。被评估者仰卧，两腿稍屈，评估者左手掌置于被评估者左腰部第9～10肋处，将脾从后方向前托起。右手掌平放于脐部，与肋弓成垂直方向，以稍微弯曲的手指末端轻压向腹部深处，待被评估者吸气时向肋弓方向触脾，直至触及脾缘或左肋缘（图4-58）。脾脏轻度肿大而仰卧位不易触到时，嘱被评估者右侧卧位，右下肢伸直，左下肢屈髋、屈膝进行评估（图4-59）。

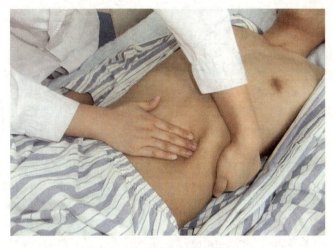

图4-58 脾脏触诊方法（仰卧位）

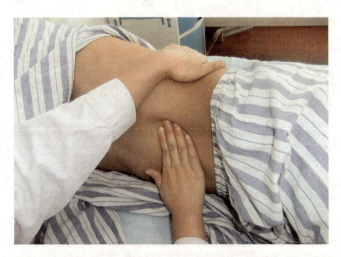

图4-59 脾脏触诊方法（右侧卧位）

（2）脾肿大的测量：①轻度肿大：做甲乙线（第Ⅰ线）测量，即左锁骨中线与左肋缘交点至脾下缘的垂直距离，以 cm 表示。②明显肿大：加测甲丙线（第Ⅱ线）即左锁骨中线与左肋缘交点至最远脾尖的距离和丁戊线（第Ⅲ线）即脾右缘到前正中线的距离。如脾肿大向右未超过前正中线，丁戊线以"－"表示；超过前正中线，以"＋"表示（图4-60）。

（3）临床意义：见表4-16。

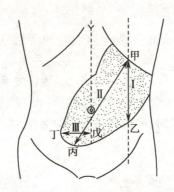

图 4-60　脾大的测量方法

表 4-16　脾肿大分度及临床意义

分度	测量标准	临床意义
轻度	深吸气时脾下缘不超过肋下 2cm	肝炎、伤寒、急性疟疾、感染性心内膜炎、败血症等
中度	脾下缘超过 2cm 至脐水平线以上	肝硬化、慢性淋巴细胞性白血病、淋巴瘤、系统性红斑狼疮、疟疾后遗症等
高度	脾超过脐水平线或前正中线（巨脾）	慢性粒细胞性白血病、慢性疟疾、恶性组织细胞病等

6. 腹部肿块　腹部异常肿块多由肿大或异位的脏器、肿瘤、炎症性包块或肿大的淋巴结等形成，当腹部触及肿块时须注意其部位、大小、形态、质地、压痛、活动度以及与周围组织的关系。有显著压痛者多为炎症性；边界模糊、表面不平、质地坚硬、移动度差，则恶性肿瘤的可能性大。腹部还可触及一些正常脏器，如腹直肌肌腹、腰椎椎体及骶骨岬、乙状结肠粪块、横结肠、盲肠等，易误诊为异常肿块，应注意鉴别。

（三）叩诊

1. 腹部叩诊音　正常腹部肝、脾叩诊呈实音，充盈膀胱叩诊呈浊音，其余部位叩诊均为鼓音。明显的鼓音可见于胃肠高度胀气、人工气腹和胃肠穿孔等。肝脾或其他实质性脏器极度肿大、腹腔内肿瘤和大量腹水时，鼓音范围缩小，病变部位可出现浊音或实音。

2. 肝脏叩诊　叩诊肝脏上、下界。

（1）叩诊方法：沿右锁骨中线由肺区往下叩向腹部，当由清音转为浊音时即为肝上界，由于被肺遮盖称相对肝浊音界；再往下叩，由浊音转为实音时，此处不被肺遮盖而直接贴近胸壁，称绝对肝浊音界；继续往下叩，由实音转为鼓音处即为肝下界。

（2）临床意义：正常肝上界在右锁骨中线第 5 肋间，肝下界位于右季肋下缘，两者之间距离约为 9～11cm。体型对肝脏位置有一定影响，矮胖型肝上、下界可高一肋间，瘦长型则可低一肋间。肝浊音界变化及临床意义见表 4-17。

表 4-17　肝浊音界变化及临床意义

肝浊音界变化	临床意义
肝浊音界扩大	肝癌、肝脓肿、肝瘀血、肝炎、多囊肝等
肝浊音界缩小	急性肝坏死、肝硬化、胃肠胀气等
肝浊音界消失	常代之以鼓音，见于急性胃肠穿孔
肝浊音界上移	右肺纤维化、右肺不张、气腹和鼓肠等
肝浊音界下移	肺气肿，右侧张力性气胸、内脏下垂等

3. 移动性浊音　腹腔内有较多液体时,因重力作用,会随着体位改变而流动到腹腔低处,叩诊时呈浊音。当被评估者取仰卧位,腹部两侧叩诊呈浊音,中部呈鼓音;当被评估者侧卧时,下侧腹部呈浊音,上侧腹部呈鼓音。这种因体位不同而出现浊音区变动的现象,称为移动性浊音(图4-61),是腹腔内积液的重要体征。当腹腔内游离液体超过1000ml,可查出移动性浊音,见于右心功能不全、缩窄性心包炎、肾炎、肝硬化、腹膜炎、腹膜转移癌等。

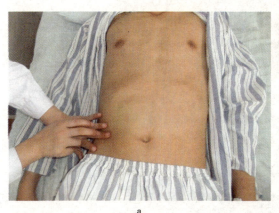 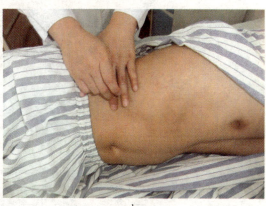

a　　　　　　　　　　　　　　　　b

图4-61　移动性浊音评估方法

巨大卵巢囊肿病人腹部叩诊也呈浊音,但与腹水相反,仰卧位时,浊音区在腹中部,鼓音区在两侧腹部,且不随体位改变,可与腹水鉴别(图4-62)。

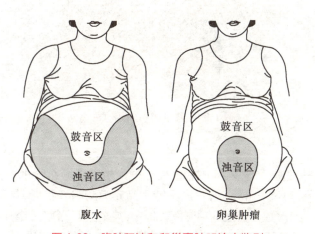

鼓音区　浊音区　　鼓音区　浊音区

腹水　　　　　　　卵巢肿瘤

图4-62　腹腔积液和卵巢囊肿叩诊音鉴别

4. 膀胱叩诊　在耻骨联合上方自上向下,由鼓音转为浊音。膀胱充盈时,耻骨上方可叩出圆形浊音区,排尿或导尿后,浊音区变为鼓音,据此可与妊娠子宫、卵巢囊肿、子宫肌瘤形成的浊音鉴别。

5. 叩击痛　主要评估肝脏和肾脏有无叩击痛。被评估者取坐位或侧卧位,评估者用左手掌平放在被评估者的肾区(脊柱和第12肋下缘夹角处)或肝区,右手握拳,用轻到中等的力量叩击左手背,评估有无叩击痛(图4-63、图4-64)。正常人无叩击痛。肾炎、肾盂肾炎、肾结石、肾结核及肾周围炎病人,肾区可有不同程度的叩击痛;肝区叩击痛主要见于肝炎、肝脓肿、肝瘀血等。

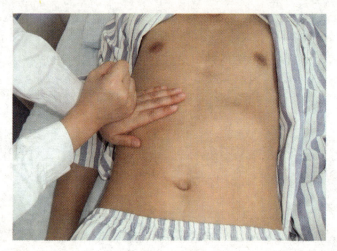

图 4-63　肝脏叩击痛评估方法

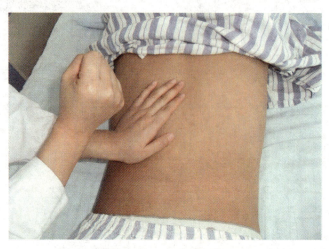

图 4-64　肾脏叩击痛评估方法

（四）听诊

1. 肠鸣音　肠蠕动时,肠管内气体和液体相撞产生的断断续续的"咕噜"声,称肠鸣音。正常人约 4～5 次/分,超过 10 次/分,音调不特别高亢为肠鸣音活跃,见于急性肠炎、胃肠道大出血或服泻药后。如次数多且肠鸣音响亮、高亢,甚至呈叮当声或金属音,称肠鸣音亢进,见于机械性肠梗阻。持续听诊 3～5 分钟未听到肠鸣音,称肠鸣音减弱或消失,见于急性腹膜炎或麻痹性肠梗阻等。

2. 振水音　被评估者仰卧,将听诊器体件置于被评估者上腹,然后用弯曲的手指连续冲击其上腹部,如听到胃内气体与液体相撞击而发出的声音,称为振水音。正常人进食较多液体后可出现振水音,若在清晨或餐后 6～8 小时以上仍有此音,提示幽门梗阻或胃扩张。

3. 胎儿心音　妊娠 5 个月以上的孕妇在脐下可听到胎儿心音,约 130～160 次/分,听诊受胎儿体位的影响。

附：消化系统常见疾病的主要体征(表4-18)

表4-18 消化系统常见疾病的主要体征

疾病	视诊	触诊	叩诊	听诊
急性胃肠穿孔	腹式呼吸消失	腹肌紧张呈板状、压痛和反跳痛	肝浊音界缩小或消失	肠鸣音减弱或消失
肝硬化门静脉高压	腹部膨隆呈蛙状腹、腹式呼吸减弱、腹壁静脉曲张	脾肿大、液波震颤	移动性浊音阳性	剑突下或脐部听到静脉嗡鸣音,肠鸣音减弱
肠梗阻	麻痹性肠梗阻呈球形腹。机械性肠梗阻可见肠型及蠕动波	腹肌紧张,有压痛,绞窄性肠梗阻可有反跳痛	腹部鼓音范围可扩大	机械性肠梗阻肠鸣音亢进,呈金属音。麻痹性肠梗阻肠鸣音减弱或消失

第七节 肛门与直肠评估

一、评估体位

1. 肘膝位(胸膝位)　被检查者两肘关节屈曲,置于检查床上,胸部尽量靠近床面,两膝关节屈曲成直角跪于检查床上,臀部抬高(图4-65)。此体位最常用,适用于前列腺、精囊疾病的检查及乙状结肠镜检、直肠镜检等。

2. 左侧卧位　此体位适用于病重、年老体弱或女性病人(图4-66)。

3. 仰卧位或截石位　被检查者仰卧于检查床上,臀部垫高,两腿屈曲、抬高并外展。此体位适用于膀胱直肠陷窝检查,也可进行直肠双合诊以检查盆腔脏器病变(图4-67)。

4. 蹲位　被检查者下蹲呈排便姿势,屏气用力,此体位适用于检查直肠脱垂、直肠息肉及内痔等。

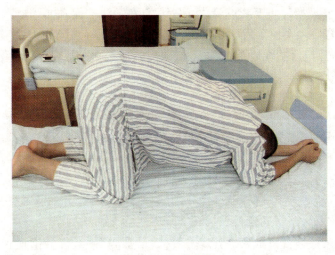

图4-65 肘膝位

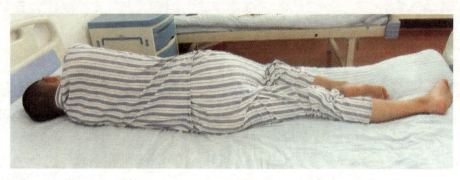

图 4-66　左侧卧位

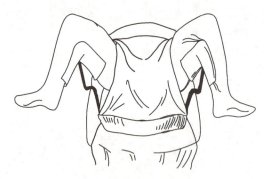

图 4-67　截石位

二、评估方法及内容

肛门与直肠检查以视诊、触诊为主,病变的部位按时钟方向进行记录,并标注检查体位。注意仰卧位与肘膝位的时钟位相反。

1. 视诊　主要观察肛门及周围皮肤颜色改变、有无皮损、异常黏附物、肿块、瘘口、直肠脱垂等。正常肛门四周皮肤颜色较深,皱褶呈放射状。常见肛门、直肠病变如下:

（1）肛裂:是肛管下段深达皮肤全层的纵行及梭形裂口或感染性溃疡,可见肛门有裂口。

（2）痔:是直肠下端黏膜下或肛管边缘皮下的静脉丛扩大和曲张所致的静脉团。分为内痔、外痔和混合痔。内痔位于齿状线以上,表面被直肠下端黏膜覆盖,呈紫红色,排便时可突出肛门外。外痔位于齿状线以下,表面被肛管皮肤覆盖,肛门外口可见紫色包块。混合痔具有内痔、外痔的特点。

（3）肛周脓肿:肛周可见红肿。

（4）直肠脱垂:简称脱肛,指肛管、直肠及乙状结肠下段的肠壁部分或全部脱出肛门外。被评估者取蹲位,嘱被评估者屏气做排便动作,在肛门外可见紫红色的球状或椭圆形块状物。

（5）肛门直肠瘘:简称肛瘘,常为肛管或直肠周围脓肿破溃所致,不易愈合。可见肛周皮肤瘘口,伴脓性分泌物。

2. 触诊　简称肛诊或直肠指检。

（1）评估方法:评估者右手戴指套或手套,涂适量润滑剂,将示指置于肛门外口轻轻按摩,待被评估者适应且肛门括约肌松弛后,缓缓插入肛门、直肠内（图 4-68）。

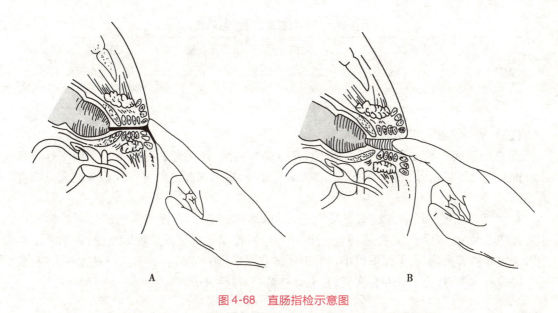

图 4-68　直肠指检示意图

（2）评估内容：主要检查肛门及括约肌紧张度、肛门及直肠内壁有无触痛、黏膜是否光滑、有无肿块及波动感。男性可检查前列腺，女性可检查子宫及附件等。指套取出时注意观察有无血液、黏液或脓液。

（3）常见异常病变：肛裂和感染可有剧烈触痛；肛周脓肿有触痛伴波动感；直肠息肉可触及柔软、光滑、有弹性的包块；直肠癌常触及坚硬、凹凸不平的包块。

第八节　脊柱四肢评估

一、脊柱评估

（一）脊柱弯曲度

正常人直立时脊柱呈"S"状的四个生理弯曲，即颈段稍向前凸，胸段稍向后凸，腰段明显向前凸，骶段明显向后凸；脊柱无侧弯。评估时侧面观察脊柱有无过度的前凸与后凸；后面观察脊柱有无侧弯，评估者手指沿脊柱棘突从上向下划压，产生的压痕为标准线，观察脊柱有无侧弯。常见病理性变形如下：

1. 脊柱后凸　多发生于胸段。常见于佝偻病、脊柱结核、老年人脊柱退行性变等。

2. 脊柱前凸　多发生于腰段。常见于妊娠晚期、大量腹水、腹腔巨大肿瘤、髋关节结核及先天性髋关节后脱位等。

3. 脊柱侧凸　胸段、腰段或胸、腰段联合发生。①姿势性侧凸：无结构异常，弯曲度不固定，改变姿势可恢复正常。常见于儿童发育期姿势不良、椎间盘突出症、脊髓灰质炎等。②器质性侧凸：改变体位不能使其纠正。常见于佝偻病、胸膜肥厚、脊椎损伤等。

（二）脊柱活动度

嘱被评估者作前曲、后伸、侧弯、旋转等动作可评估脊柱活动度。因个体因素，脊柱活动度存在较大差异。脊柱颈、腰段活动度大，胸段活动度小，骶尾段几乎不活动。正常脊柱活动度见表4-19。活动受限见于软组织损伤、脊椎增生性关节炎、脊柱结核或肿瘤、骨折或脱位等。

表4-19 正常脊柱颈、腰段活动度

	前屈	后伸	左右侧弯	旋转度（一侧）
颈段	35°~45°	35°~45°	45°	60°~80°
腰段	75°~90°	30°	20°~35°	30°

（三）脊柱压痛与叩击痛

1. 脊柱压痛 嘱被评估者取端坐位，身体稍向前倾，评估者右手拇指自上而下逐个按压脊椎棘突及椎旁肌肉。正常不出现压痛，如有压痛，提示该部位的脊柱或椎旁肌肉有病变或损伤。

2. 脊柱叩击痛 评估方法有直接叩击法和间接叩诊法。直接叩击法即以叩诊锤或手指直接叩击棘突，多用于颈、腰椎检查（图4-69）。间接叩诊法被评估者取坐位，评估者以左手置于被评估者头顶，右手握拳以小鱼际部叩击左手背（图4-70）。正常人脊柱无叩击痛，若某一部位有叩击痛，提示该处有病变，常见脊柱结核、脊椎骨折、脊椎肿瘤、椎间盘突出等。

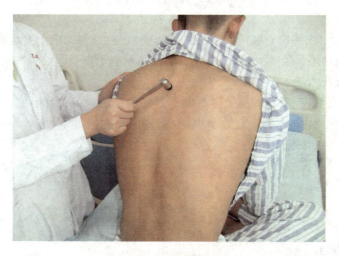

图4-69 脊柱直接叩诊法

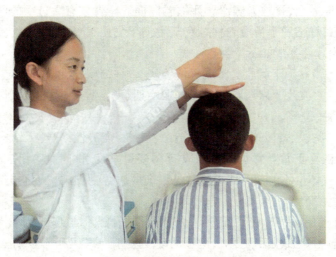

图4-70 脊柱间接叩诊法

二、四肢评估

（一）形态异常

1. 匙状指　又称反甲,组织缺铁和某些氨基酸代谢障碍所致。多见于缺铁性贫血(图4-71)。

2. 杵状指（趾）　与肢体末端慢性缺氧、代谢障碍及中毒性损害等因素有关。常见于支气管扩张症、慢性肺脓肿、发绀型先天性心脏病等(参见图4-71)。

3. 梭形关节　近端指间关节肿胀,增生,见于类风湿关节炎(参见图4-71)。

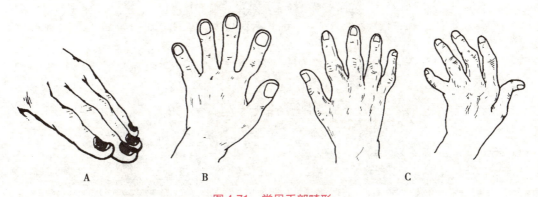

图4-71　常见手部畸形
A. 匙状甲；B. 杵状指；C. 梭形关节

4. 爪形手　常见于进行性肌萎缩、脊髓空洞症、尺神经损伤等。

5. 膝内翻、膝外翻　正常人双脚并拢直立时,两膝及两踝均能靠拢。如双脚内踝靠拢而两膝分离呈"O"形,称膝内翻(图4-72);当膝关节靠拢而两内踝分离,两小腿斜向下外翻呈"X"形称膝外翻(参见图4-72)。常见于佝偻病和大骨节病。

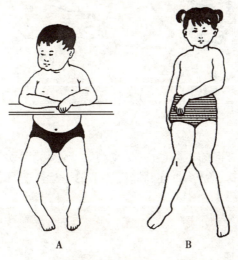

图4-72　膝内、外翻
A. 膝内翻；B. 膝外翻

6. 膝关节变形

（1）关节炎:表现为两侧膝关节形态不对称,红、肿、热、痛、活动障碍,如风湿性关节炎活动期。

（2）关节积液：关节明显肿胀，有浮髌现象。浮髌现象评估方法：被评估者仰卧、下肢伸直，评估者左手拇指和其他手指分别固定在关节上方两侧并加压，右手食指将髌骨连续向下按压数次，按压时有髌骨与关节面的碰触感，松手时有髌骨随手浮起感称浮髌试验阳性（图4-73）。多见于风湿性关节炎。

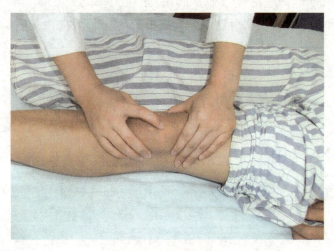

图4-73　浮髌试验

7. 足内翻、足外翻　多见于先天畸形、脊髓灰质炎后遗症等（图4-74）。

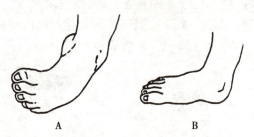

图4-74　足内、外翻
A. 足内翻；B. 足外翻

（二）运动功能

嘱被评估者做关节各方向的主动运动、被动运动，观察其活动范围及有无疼痛等。关节活动障碍见于相应部位骨折、脱位、炎症、肿瘤、关节的退行性变及肌腱、软组织损伤等。

第九节　神经反射评估

一、生理反射

生理反射为正常人应具有的神经反射。分为浅反射和深反射。

（一）浅反射

刺激皮肤、黏膜或角膜所引起的反应。

1. 角膜反射　嘱被评估者向内侧注视,评估者用棉絮毛轻触其角膜外侧,避免触及睫毛。正常反应是眼睑迅速闭合,同侧为直接角膜反射,对侧为间接角膜反射。一侧面神经麻痹时,该侧角膜反射消失而对侧反射存在;直接和间接角膜反射均消失常见于患侧三叉神经病变;深昏迷者角膜反射消失。

2. 腹壁反射　被评估者仰卧、放松腹部肌肉,以钝头竹签分别沿双侧肋缘下、脐平、双侧腹股沟上由外向内轻划两侧腹壁皮肤,引起的腹壁收缩(图4-75)。腹壁反射消失见于胸髓病损、锥体束病损及昏迷病人,肥胖、老年及经产妇由于腹壁松弛也会出现腹壁反射减弱或消失。

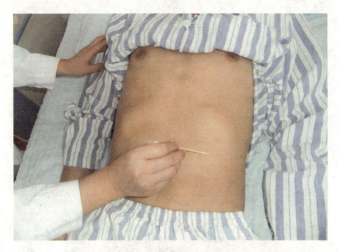

图 4-75　腹壁反射评估方法

3. 提睾反射　以钝竹签划被评估者大腿内侧皮肤,引起提睾肌收缩,睾丸上提。老年人、睾丸局部病变、脊髓病变、锥体束损害时提睾反射可减弱或消失。

(二) 深反射

刺激肌腱或骨膜所引起的反射。评估时被评估者应放松肌肉,评估者叩击力量均等,双侧对比。常用的深反射检查见表4-20。

表4-20　深反射评估

深反射	评 估 方 法	反应	节段定位
肱二头肌反射	前臂屈曲叩击置于被评估者肱二头肌腱上评估者的手指	肘关节屈曲	$C_{5\sim6}$
肱三头肌反射	外展上臂,半屈肘关节,叩击尺骨鹰嘴上方的肱三头肌肌腱	肘关节伸展	$C_{6\sim7}$
膝反射	仰卧位或坐位,叩击髌骨下股四头肌肌腱	小腿伸展	$L_{2\sim4}$
跟腱反射	仰卧位,下肢外旋外展位,评估者左手将足部背屈成直角,叩击跟腱	足部跖曲	$S_{1\sim2}$

常用的深反射评估见图4-76、图4-77、图4-78、图4-79。

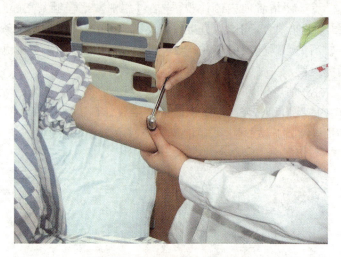

图 4-76 肱二头肌反射评估方法

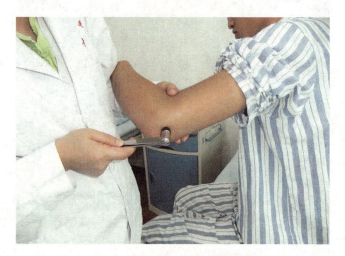

图 4-77 肱三头肌反射评估方法

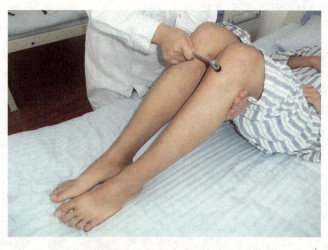

图 4-78 膝反射评估方法

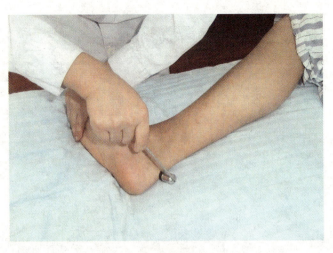

图 4-79　跟腱反射评估方法

二、病理反射

病理反射是指当锥体束受损时,大脑失去对脑干和脊髓的抑制作用而出现的异常反射,也称椎体束征。1 岁半以内的婴幼儿由于神经系统发育未完善,可出现这种反射,不属于病理性。常见的病理反射见表 4-21 和图 4-80、图 4-81、图 4-82、图 4-83。

表 4-21　常见的病理反射

病理反射	检查方法	阳性反应
巴宾斯基(Babinski)征	用钝竹签划被评估者足底外侧,自足跟向足趾方向	姆趾背伸、其余四指呈扇形分开
查多克(Chaddock)征	用钝竹签从被评估者外踝沿足背外侧向前划	同上
奥本海姆(Oppenheim)征	用姆趾、第二足趾沿胫骨前缘由上向下用力推压	同上
戈登(Gordon)征	用力捏腓肠肌	同上

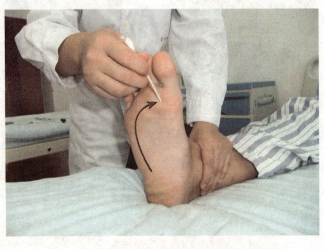

图 4-80　巴宾斯基征评估方法

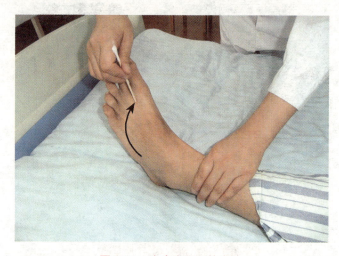

图 4-81 查多克征评估方法

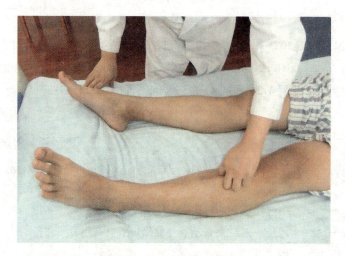

图 4-82 奥本海姆征评估方法

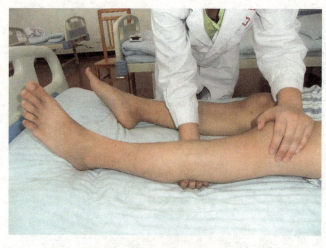

图 4-83 戈登征评估方法

三、脑膜刺激征

脑膜刺激征是脑膜受到刺激的体征。见于各种脑膜炎、蛛网膜下腔出血、颅内压增高。

1. 颈项强直　被评估者仰卧位，下肢伸直，评估者用手托其枕部，另一只手置于胸前使其被动屈颈，正常时下颌可贴近前胸。如被评估者感颈后疼痛，下颌不能贴近前胸，且评估者的手感到有抵抗时，即为颈项强直（图4-84）。

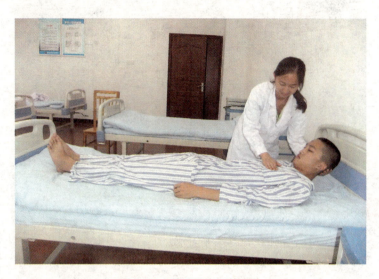

图4-84　颈项强直评估方法

2. 克尼格（Kernig）征　被评估者仰卧位，评估者先将其一侧髋关节屈曲成直角，再抬高小腿。正常时可使膝关节伸达135°以上。如在135°以内出现抵抗感伴有疼痛与屈肌痉挛，则为阳性（图4-85）。

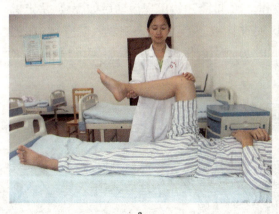 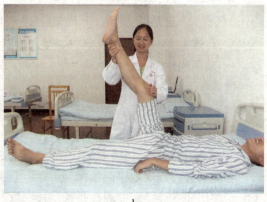

a　　　　　　　　　　　　　　　b

图4-85　Kernig征评估方法

3. 布鲁津斯基（Brudzinski）征　被评估者仰卧位，下肢自然伸直，评估者一手托被评估者枕部，一手置于被评估者胸前，然后使头部前屈。如被评估者两下肢发生不自主的屈曲，则为阳性（图4-86）。

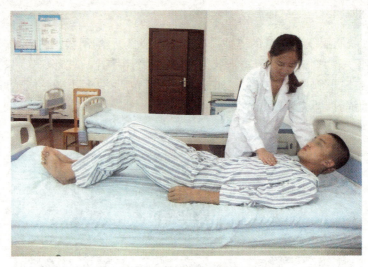

图 4-86 Brudzinski 征评估方法

边学边练

实践五 腹部、脊柱、四肢和神经反射评估

实践六 心、肺、腹异常体征听触训练

（张展 胡晓迎 张玲）

思考题

1. 病人，男性，73岁。反复咳嗽、咳痰15年，气促10年，伴双下肢水肿1周入院。15年来反复咳嗽、咳痰，多在冬春季和气候变化时发作。10年前开始出现活动后如爬楼、快走感心悸、气促，休息后可缓解。1周前上述症状加重伴双下肢水肿入院。入院查体：体温36.9℃，脉搏113次/分，呼吸30次/分，血压110/70mmHg，慢性病容，口唇紫绀，颈静脉充盈，双下肢凹陷性水肿。

请问：

（1）对该病人进行身体评估时应采用哪些方法？

（2）身体评估可能发现哪些阳性体征？

2. 病人，女，45岁。因心慌、气促20年，加重伴咳粉红色泡沫痰2天入院。20年来反复出现心慌、气促，到当地医院诊断为"风湿性心瓣膜病"，给予药物治疗后，效果欠佳。2天前受凉后病情加重，咳嗽、咳粉红色泡沫痰、呼吸困难。遂入院。

提问：

（1）如何对病人进行身体评估？

（2）该病人可能有哪些阳性体征？

3. 病人，男，35岁。反复上腹痛10年，加重伴上腹剧痛5小时。近10年来反复出现上腹疼痛，以饥饿时加重，常于夜间痛醒。5小时前病人突发持续上腹剧痛，伴恶心、呕吐。入院时急性面容,表情痛苦,面色苍白,仰卧位,双下肢屈曲,腹壁强直,全腹明显压痛,反跳痛阳性,可叩出移动性浊音,肝浊音界消失,肠鸣音消失。初步考虑消化性溃疡并穿孔,急性弥漫性腹膜炎。

提问:

（1）该病人采取了什么体位?

（2）初步考虑急性腹膜炎的理由是什么?

第五章 心理-社会评估

学习目标

1. 熟悉心理-社会评估内容。
2. 了解心理-社会评估的目的、意义和方法。
3. 学会对被评估者进行简单的心理-社会评估。

健康指人的生理、心理、社会功能的完好状态。护士不仅要从生理方面,更要从心理与社会等方面全方位了解被评估者。心理-社会评估是健康评估的重要组成部分。

第一节 心 理 评 估

心理评估是运用心理学的理论与方法对人的心理现象作出综合评定的过程。心理评估的目的是发现和识别被评估者心理方面现存或潜在的健康问题,了解被评估者的心理活动特征,为制定心理问题的预防、治疗、护理方案提供依据,并评价心理预防、心理治疗、心理咨询和心理护理等效果。

一、心理评估方法

1. 心理测验法　包括心理测量法和评定量表法,前者是在标准情形下用统一的测量手段测试被评估者对测量项目所作出的反应,后者则是采用一套预先已标准化的测试项目(量表)来测量某种心理品质。

2. 观察法　是护士运用感觉器官对被评估者的可观察行为进行有目的、有计划的观察和记录并根据观察结果进行评估,是心理评估的最基本方法之一。观察法分为自然观察法和控制观察法两种。前者是在自然条件下对表现心理现象的外部活动进行观察;后者是在特殊的实验环境下观察被评估者对特定刺激的反应,其结果带有一定的规律性、倾向性和必然性。

3. 交谈法　是指护士与被评估者以面对面的交谈方式进行评估。交谈法可以提供许多通过其他方法无法获得的信息,通过交谈可以建立良好的护患关系,有利于临床干预措施顺利进行。交谈法可分为正式交谈和非正式交谈两种形式。前者是指事先通知对方,按照问题提纲有目的、有计划、有步骤的交谈;后者是指完全开放式的自然交谈。

4. 医学检测法　包括身体评估和实验检测,是对交谈法和心理测验法收集到的心理主观资料的补充,可以验证资料的真实性和准确性。

二、心理评估内容

(一) 自我概念

1. 自我概念的涵义　自我概念是人们对自己内、外在特征以及他人对其反应的感知与体验而形成的对自我的认识和评价,是个体与社会环境相互作用中,形成的动态性、评价性的"自我肖像"。

2. 自我概念的组成

(1) 体像:是指人们对自己身体外形和功能的认识与评价。体像是自我概念中最不稳定的部分,较容易受疾病、手术或外伤的影响。

(2) 社会认同:是个体对自己的社会人口特征如年龄、性别、职业或学术团体会员资格以及社会名誉、地位的认识与估计。

(3) 自我认同:指个体对自己智慧、能力、性格、道德水平等的认识与判断。

(4) 自尊:是指人们尊重自己、维护个人的尊严和人格,不容他人任意歧视、侮辱的一种心理意识和情感体验。

3. 自我概念评估的方法

(1) 交谈法与观察法:交谈法常用的语句有:"对你来说,你最喜欢自己身体的哪些部位? 最不喜欢哪些部位? 你从事什么职业? 你觉得你是一个怎样的人?"等等。

(2) 画像测试:对年龄较小或理解表达能力较差儿童,可使用投射法来反映他们对体像的认知,其方法是让儿童画自画像,并对其进行解释,从而了解儿童对体像改变的内心体验。

(3) 量表法:常用的有罗森伯格(Rosenberg)自尊量表(表 5-1)、Pieer-Harries 儿童自我概念量表、Sears 自我概念量表、Coopersmith 青少年自尊量表等。每个量表都有其特定的适用范围,应用时应仔细选用。

表 5-1　Rosenberg 自尊量表(RSES)

项　目	A	B	C	D
1. 我感到我是一个有价值的人,至少与其他人在同一水平上。	4	3	2	1
2. 我感到我有许多好的品质。	4	3	2	1
3. 归根结底,我倾向于觉得自己是一个失败者。	1	2	3	4
4. 我能像大多数人一样把事情做好。	4	3	2	1
5. 我感到自己值得自豪的地方不多。	1	2	3	4
6. 我对自己持肯定态度。	4	3	2	1
7. 总的来说,我对自己是满意的。	4	3	2	1
8. 我希望我能为自己赢得更多尊重。	4	3	2	1
9. 我确实时常感到自己毫无用处。	1	2	3	4
10. 我时常认为自己一无是处。	1	2	3	4

注:A 非常符合,B 符合,C 不符合,D 很不符合。总分范围是 10～40 分,分值越高,自尊程度越高。

(二) 情绪与情感

1. 情绪与情感的定义　情绪与情感是指客观事物是否符合个体的需要而产生的体验

与反映。需求是情绪与情感产生的基础,需求得到满足就会产生积极的情绪与情感;反之则会产生消极的情绪与情感。

2. 情绪与情感的区别与联系 情绪是指与生理需要相联系的心理体验,是人和动物所共有的,具有情境性、激动性和暂时性;情感是与社会需要相联系的特有的心理体验,具有较强的稳定性、持久性和内隐性。

3. 情绪与情感的分类

(1) 基本的情绪情感形式:情绪情感形式多样,现代心理学家将情绪和情感分为四类:①原始情绪:如快乐、愤怒、恐惧、悲哀、欢喜等;②与感知有关的情绪:如听到优雅琴声而陶醉、触到伤口而疼痛等;③与人际交往有关的情绪:如爱与恨、崇拜、思念等;④与自我评价有关的情绪:如自信、自卑、羞耻、骄傲、悔恨等。

(2) 情绪状态:情绪状态可分为心境、激情和应激三种。①心境:是一种微弱而持久的具有笼罩性和弥散性特点的情绪状态。心境作为一种心理背景,在某一段时间影响人的一切活动,使人的所有方面都带有相同的感情色彩;②激情:是一种迅速、强烈而短暂的情绪状态。具有爆发性、冲动性、激动性的特点。在激情状态下,人的认识判断水平下降,理智分析能力受阻,自我控制能力减弱,不能正确判断和预见行为后果;③应激:是在出乎意外的紧急情况下所引起的高度紧张的情绪状态。在现实生活中发生突发和意外事件时,常需要人们迅速作出抉择应对危机形势,这时所产生的高度紧张的情绪状态就是应激。应激状态的表现与个体的生活经验与个性特征有关。

(3) 社会情感:是由社会需要引起的人类所特有的高级情感形式,包括道德感、理智感、美感三种表现形式。

4. 常见情绪

(1) 焦虑:是人们对环境中一些即将来临的危险或发生重要事件产生的一种紧张不安的情绪体验,是被评估者最常见的一种保护性情绪反应。适度焦虑有益于个体应对各种变化,但过度焦虑则影响身心健康。焦虑,生理方面表现为心悸、血压升高、呼吸加快、食欲下降、睡眠障碍等;心理方面表现为注意力不集中、易激惹等。直接诉说忧虑事件和原因及一些自觉症状,为语言表达形式;非语言表达形式表现为心跳、呼吸加快,姿势与面部表情紧张,神经质动作、肢端颤抖、无法平静等。

(2) 抑郁:抑郁是个人失去某种他重视或追求的东西时产生的情绪体验,在情感、认知、动机、生理等方面发生改变。情感方面表现为情绪低落、心境悲观,自我感觉低沉,生活枯燥无味、哭泣、无助感;认知方面表现为注意力不集中、思维缓慢、犹豫不决;动机方面表现为过分依赖、生活懒散、逃避现实甚至想自杀;生理方面表现为易疲劳、食欲减退、体重下降、睡眠障碍以及机体功能减退。抑郁情绪会导致病人不配合治疗、回避社会支持、延误治疗时间等,护士要用高度的责任心引导和帮助病人走出困境,树立治疗和生活信心。

5. 情绪与情感评估方法

(1) 交谈法:如"您最近的情绪与平时有何不同吗?""最近有什么事情使您感到特别高兴、忧虑或沮丧?""这样的情绪存在多久了?"等。

(2) 观察法:情绪和情感活动中,机体所发生的外部表现和内部变化是与神经系统的功能活动相互联系的,是大脑皮质和皮质下中枢协同活动的结果,生理上可有呼吸、循环、内分泌、脑电波、皮肤电反应等的变化。可通过肤电反馈仪、脑波仪、血压计等观察。护士在观察时应重点注意是否有面色苍白、呼吸和心率加速、血压升高、出冷汗、食欲减退、体重下降等表现。

(3) 量表法:评估情绪情感常用的量表有 Avillo 情绪情感形容词量表(表 5-2)、Zung 焦虑状态自评量表(表 5-3)、Zung 抑郁状态自评量表(表 5-4)等。

表 5-2　Avillo 情绪情感形容词量表

条目	1	2	3	4	5	6	7	条目
变化的								稳定的
举棋不定的								自信的
沮丧的								高兴的
孤立的								合群的
混乱的								有条理的
漠不关心的								关切的
冷淡的								热情的
被动的								主动的
淡漠的								有兴趣的
孤僻的								友好的
不适的								舒适的
神经质的								冷静的

注:总分 84 分以上,提示情绪情感积极,否则,提示情绪情感消极。

表 5-3　焦虑状态自评量表(SAS)

题　目	偶尔	有时	经常	持续
1. 我觉得比平常容易紧张和着急(焦虑)。	1	2	3	4
2. 我无缘无故地感到害怕(害怕)。	1	2	3	4
3. 我容易心里烦乱或觉得惊恐(惊恐)。	1	2	3	4
4. 我觉得我可能将要发疯(发疯感)。	1	2	3	4
*5. 我觉得一切都很好,也不会发生什么不幸(不幸预感)。	4	3	2	1
6. 我手脚发抖发颤(手足颤抖)。	1	2	3	4
7. 我因为头痛,颈痛和背痛而苦恼(躯体疼痛)。	1	2	3	4
8. 我感觉容易衰弱和疲乏(乏力)。	1	2	3	4
*9. 我觉得心平气和,并且容易安静坐着(静坐不能)。	4	3	2	1
10. 我觉得心跳很快(心慌)。	1	2	3	4
11. 我因为一阵阵头晕而苦恼(头昏)。	1	2	3	4
12. 我有晕倒发作或觉得要晕倒似的(晕厥感)。	1	2	3	4
*13. 我呼气吸气都感到很容易(呼吸困难)。	4	3	2	1
14. 我手脚麻木和刺痛(手足刺痛)。	1	2	3	4
15. 我因为胃痛和消化不良而苦恼(胃痛或消化不良)。	1	2	3	4
16. 我常常要小便(尿意频数)。	1	2	3	4
*17. 我的手常常是干燥温暖的(多汗)。	4	3	2	1
18. 我脸红发热(面部潮红)。	1	2	3	4
*19. 我容易入睡并且一夜睡得很好(睡眠障碍)。	4	3	2	1
20. 我做噩梦。	1	2	3	4

注:要求个体根据最近一周的实际情况在表格适当处打勾。每一项目按 1、2、3、4 四级评分。前注 * 者为反序记分。评定完后将 20 项评分相加得总分,然后乘以 1.25,取其整数部分,即得到标准总分。正常总分值为 50 分以下。50 ~ 59 分,轻度焦虑;60 ~ 69 分,中度焦虑;70 ~ 79 分,重度焦虑。

表5-4 抑郁状态自评量表（SDS）

题　目	偶尔	有时	经常	持续
1. 我感到情绪沮丧,郁闷	1	2	3	4
*2. 我感到早晨心情最好	4	3	2	1
3. 我要哭或想哭	1	2	3	4
4. 我夜间睡眠不好	1	2	3	4
*5. 我吃饭像平时一样多	4	3	2	1
*6. 我的性功能正常	4	3	2	1
7. 我感到体重减轻	1	2	3	4
8. 我为便秘烦恼	1	2	3	4
9. 我的心跳比平时快	1	2	3	4
10. 我无故感到疲劳	1	2	3	4
*11. 我的头脑像往常一样清楚	4	3	2	1
*12. 我做事情像平时一样,不感到困难	4	3	2	1
13. 我坐卧不安,难以保持平静	1	2	3	4
*14. 我对未来感到有希望	4	3	2	1
15. 我比平时更容易激怒	1	2	3	4
*16. 我觉得决定什么事很容易	4	3	2	1
*17. 我感到自己是有用的和不可缺少的人	4	3	2	1
*18. 我的生活很有意义	4	3	2	1
19. 假若我死了别人会过得更好	1	2	3	4
*20. 我仍旧喜爱自己平时喜爱的东西	4	3	2	1

注:表格每个条目评分方法按1、2、3、4四级评分,请受试者根据最适合自己情况的时间频度圈出1(从无或偶尔),或2(有时),或3(经常),或4(总是如此)。前注＊者为反序记分。抑郁严重度指数为多个条目累计计分/80(最高分)。指数范围为0.25~1.0,指数越高,抑郁程度越重。

第二节　社　会　评　估

　　从个体出生第一天起,即直接或间接与社会环境发生密切联系,社会因素一定程度上影响健康。护士对被评估者的社会功能和社会适应性进行评估,了解被评估者有无角色紊乱、角色适应不良等问题;分析影响被评估者人际关系的因素,帮助建立良好的人际关系,促进疾病的治疗;明确现存或潜在的影响健康的危险因素,指导制定危险因素干预措施。

一、社会评估方法

　　心理评估中使用的方法均可用于社会评估,包括交谈法、观察法、量表评定法等。在进行社会支持状态评估时,还可进行寻访、实地观察和抽样检查,如观察居住环境,空气取样检查有害物质浓度等。

二、社会评估内容

社会评估的内容包括角色评估、家庭评估、文化评估及环境评估。

（一）角色评估

1. 角色定义　是"社会对处于某种特定社会位置的个体所规定的行为标准和行为期望"。人的社会地位与身份在不同社会条件下有所不同，一个人可以同时或相继扮演不同的社会角色。

2. 角色形成　经历了角色认知与角色表现两个阶段。角色认知是个体认识自己和他人的身份、地位以及各种社会角色的区别与联系的过程。角色表现则是个体为达到自己所认识的角色要求而采取行动的过程，也是角色成熟的过程。

3. 角色分类　①第一角色（基本角色）：是由个体的年龄、性别所赋予的角色，如儿童、老人、妇女等。②第二角色（一般角色）：由所处社会情形和职业所确定的角色，如护士角色、学生角色等。③第三角色（独立角色）：是个体为完成某些暂时性任务而临时承担的角色，如学校元旦文艺晚会的节目主持人。角色的分类是相对的，可在不同情况下相互转化。如病人角色，因疾病是暂时的，可视为第三角色，当疾病变成慢性病时，便成为第二角色。

4. 病人角色

（1）病人角色的特点：脱离或部分脱离日常生活中的其他角色，免除相应的责任与义务；对自身疾病无直接责任，处于需要照顾的状态，有享受健康服务、知情同意、寻求健康保健信息、要求保密的权利；有积极配合医疗护理、恢复自身健康的义务。

（2）病人角色适应不良

病人角色冲突：指个体不愿或不能放弃原有的角色行为，与病人角色行为冲突。

病人角色缺如：指个体患病后否认或不接纳自己有病的现实。

病人角色消退：某种原因迫使已进入病人角色的个体迅速转回常态角色，在承担新的义务与责任时使已具有的病人角色行为消退。

病人角色强化：当需要病人角色向常态角色转化时，个体却依然沉溺于病人角色，对康复后要承担的其他社会角色感到恐惧不安。

病人角色恐惧：患病后不能正确认识和接受疾病，夸大疾病影响和可能的严重后果，对治疗缺乏信心，对自己的健康状况悲观失望，在疾病过程中有较多的担心、害怕、恐惧等消极情绪反应。

病人角色隐瞒：因某种原因使病人害怕疾病所造成的影响或后果而隐瞒疾病真相。

（二）家庭评估

1. 家庭的定义与特征　家庭是由婚姻、血缘或收养关系为基础的基本社会单位。其特征为：家庭是群体的，至少应包括 2 个或 2 个以上的成员。婚姻是家庭的基础，是建立家庭的依据。组成家庭的成员应以共同生活，有较密切的经济和情感交往为条件。

2. 家庭评估内容及方法

（1）家庭成员基本资料：包括家庭成员的姓名、性别、年龄、民族、职业、文化程度、健康史、宗教信仰、家族遗传病史等。

（2）家庭结构：包括 5 个方面，人口结构、权利结构、角色结构、沟通类型和价值观。

（3）家庭生活周期：是指家庭经历从结婚、生产、养育儿女到老年各个阶段连续的过程。

（4）家庭功能：家庭的主要功能是情感、生殖、经济、社会化及健康照顾。

（5）家庭资源：是指家庭为维持其基本功能、应对压力事件和危机状态所需的物质、精神与信息等方面的支持。家庭资料包括内部资源：财力支持、情感支持、信息支持、结构支持；外部资源：社会资源、文化资源、医疗资源、宗教资源。

（6）家庭压力：是指家庭生活发生重大事件改变、造成家庭功能失衡的所有刺激性事件。包括家庭状态的改变、家庭成员关系的改变与终结、家庭成员角色的改变、家庭成员道德颓废及家庭成员生病。

（三）文化评估

1. 文化的定义　文化是一个社会及其成员所特有的物质和精神财富的总和，即特定人群为适应社会环境和物质环境而共有的行为和价值模式。文化包括知识、艺术、价值观、信念与信仰、习俗、道德、法律与规范等。

2. 文化要素及其评估

（1）价值观：①定义：个体在长期社会化过程中，通过后天学习逐步形成的，对生活方式与生活目标价值的看法或思想体系。价值观有人生观、行为观、人际观、时间观、人对自然的控制观等，是信念、态度和行为的基础。②价值观与健康保健的关系：影响人们对健康的认识，影响人们对治疗手段、医疗保密措施的选择，影响人们对疾病与治疗的态度，帮助个体作出健康问题轻重缓急的决策。价值观的评估一般采用提问（面谈、问卷）进行。例如：你认为生活的意义和自己的目标是什么？你认为自己健康吗？你如何看待自己所患的疾病？

（2）信念与信仰：①定义：信念是自己认为可以确信的看法。是个人在自身经历中积累起来的认识原则，是与个性和价值观相联系的一种稳固的生活理想。信仰是人们对某种事物或思想、主义的极度尊崇与信服，并把它作为自己的精神寄托和行为准则。信念是信仰形成过程的终结和最高阶段。②健康信念评估的目的：了解被评估者对健康问题的认识，对自身健康状况的看法，病人文化对健康信念的影响。

（3）习俗：①定义：亦称风俗，指一个民族的人们在生产、居住、饮食、沟通、婚姻与家庭、医药、丧葬、节日、庆典、礼仪等物质文化生活上的共同喜好、习尚和禁忌。是各民族政治、经济和文化生活的反应，易被观察。②与健康有关的习俗与评估有：饮食（禁忌、主食、烹调方法、与健康的关系）、沟通（语言沟通与非语言沟通中的文化差异与评估）、传统医药（家庭疗法、民间疗法）。

3. 病人文化休克的评估　①定义：指人们生活在陌生文化环境中产生的迷惑与失落的经历。常发生于个体从熟悉的环境到新环境，因沟通障碍、日常活动的改变、风俗习惯，以及态度、信仰的差异而产生的心理、生理适应不良。②分期：陌生期、觉醒期、适应期。③评估：与病人交谈，评估其人生观、价值观、信仰、文化程度、宗教、民族习俗。

（四）环境评估

1. 环境的定义　狭义的环境指环绕所辖的区域，如病室、居室。广义的环境指人类赖以生存、发展的社会与物质条件的总和。护理环境是指影响人们生存与发展的所有外在情况和影响，人的环境可分内环境和外环境。

2. 环境的评估

（1）物理环境的评估：物理环境是指一切存在于机体外环境的物理因素的总和。评估方法主要有询问、实地考察、取样检测，评估内容包含家庭、工作场所、病室。

（2）社会环境评估：见表5-5。

表5-5 社会环境评估内容及方法

评估内容	评估方法
经济	询问
教育水平	询问
生活方式	询问、观察
社会关系	交谈、观察
社会支持	交谈、观察

（杨丽蓉）

 思考题

　　王女士,27岁,产后6周,产后常失眠,自觉头痛、身痛、头昏、眼花、耳鸣,情绪低落,无精打采、困倦、易流泪哭泣。经常感到心情压抑、郁闷,常因小事大发脾气。对日常活动缺乏兴趣,常常自卑、自责、内疚。常感到脑子反应迟钝,思考问题困难。遇事老向坏处想,对生活失去信心,自认为前途黯淡,毫无希望,感到生活没有意义。

　　请问:如何对王女士进行心理-社会评估?

第六章 常用实验室检测

学习目标

1. 掌握常用实验室检测的参考值及异常结果的临床意义。
2. 了解常用实验室检测的目的。
3. 学会实验室检测标本采集方法。

工作情景与任务

导入情景：

刘女士,28 岁,孕39 周,今早阴道少量出血,现入院待产。

工作任务：

请遵医嘱采集血、尿、粪标本送检。

实验室检测是运用物理学、化学和生物学等实验技术,对被评估者的各种标本进行检测,从而获得反映机体功能状态及与疾病相关的病理变化和病因等有关客观资料,以协助疾病诊断、制定防治和护理措施、观察病情与疗效等。实验室检测是健康评估的重要组成部分,其范围很广,本章重点介绍临床常用的实验室检测项目及临床意义。

第一节 血 液 检 测

血液中各成分数量及质量的变化可反映人体某些特殊的生理情况或疾病状态。血液检测是诊断血液系统疾病的主要依据,对于其他系统疾病的诊断也有很大帮助。

一、血液标本采集

（一）血液标本的类型

1. 全血 全血标本中应加抗凝剂,血细胞成分检测用全血标本。
2. 血浆 于血液标本中加入抗凝剂,血浆标本用于凝血因子的检测及部分生化检查。
3. 血清 不加抗凝剂的血液标本,用于大部分临床生化及免疫学等的检测。

（二）采血部位

1. 毛细血管采血 主要用于床边项目和急诊项目。成人首选中指或无名指指尖内侧,婴幼儿可用拇指或足跟,烧伤病人选择皮肤完整处。

2. 静脉采血　通常采用的部位是肘部静脉、腕部静脉或手背静脉,婴儿在颈部外静脉采血,一般需血量较多时选择静脉采血。

3. 动脉采血　主要用于血气分析时,多在股动脉穿刺采血,标本必须与空气隔离,立即送检。

（三）采血时间

1. 空腹采血　一般在禁食 8 小时后采血,常用于临床生化检查。

2. 定时采血　用于药物浓度监测、激素测定及口服糖耐量试验(OGTT)等。

3. 急诊采血　不受时间限制。

（四）标本采集后的处理

1. 抗凝剂　采用全血或血浆标本时,采血后应立即将血液标本注入含适当抗凝剂的试管中,并充分混匀。常用的抗凝剂包括草酸盐、枸橼酸钠、肝素、乙二胺四乙酸盐(EDTA)。

2. 及时送检　血液离体后,可产生一些变化,处理不当的标本引起溶血也可不同程度影响检测结果。因此,血液标本采集后应尽快送检和检测。

3. 微生物检测的标本　尽可能在使用抗生素前采样,血液标本采集后应立即注入血培养皿中送检,并防止标本的污染。

二、血液常规检测

血液常规检测是临床应用最广泛的检验项目之一,检测项目包括红细胞计数(RBC)、血红蛋白(Hb)测定、红细胞平均值测定、红细胞形态学检测、白细胞计数(WBC)及分类计数(DC)、血小板计数(PC 或 Plt)、血小板平均值测定和血小板形态检测。

（一）红细胞(RBC)计数和血红蛋白(Hb)测定

1. 参考值　见表 6-1。

表 6-1　健康人群红细胞（RBC）计数和血红蛋白（Hb）测定参考值

人群	红细胞计数（$\times10^{12}$/L）	血红蛋白量（g/L）
成年男性	4.0~5.5	120~160
成年女性	3.5~5.0	110~150
新生儿	6.0~7.0	170~200

2. 临床意义

（1）红细胞和血红蛋白增多

1）相对性增多:由血浆容量减少,血液浓缩引起。见于严重呕吐、腹泻、大面积烧伤、大量出汗等。

2）绝对性增多:主要由机体组织缺氧所引起:①生理性增多:见于胎儿及新生儿、高原地区居民;②病理性增多:见于严重的慢性心、肺疾病(如阻塞性肺气肿、肺源性心脏病)等。

（2）红细胞和血红蛋白减少

1）生理性减少:见于婴幼儿及 15 岁以前的儿童,部分老年人和妊娠中、晚期。

2）病理性减少:见于各种原因贫血:①红细胞生成减少:如缺铁性贫血、巨幼细胞性贫血、再生障碍性贫血;②红细胞破坏增加:如各种溶血性贫血;③丢失过多:如各种急慢性失血。

（二）白细胞计数（WBC）及分类计数（DC）

1. 参考值

（1）白细胞计数 成人$(4 \sim 10) \times 10^9/L$；新生儿$(15 \sim 20) \times 10^9/L$；6 个月 ~ 2 岁$(11 \sim 12) \times 10^9/L$。

（2）白细胞分类计数 见表6-2。

表6-2 白细胞分类计数参考值

项目	百分数（%）	绝对值（×10⁹/L）
中性杆状核粒细胞(st)	1 ~ 5	0.04 ~ 0.05
中性分叶核粒细胞(sg)	50 ~ 70	2 ~ 7
嗜酸性粒细胞(E)	0.5 ~ 5	0.02 ~ 0.5
嗜碱性粒细胞(B)	0 ~ 1	0 ~ 0.1
淋巴细胞(L)	20 ~ 40	0.8 ~ 4
单核细胞(M)	3 ~ 8	0.12 ~ 0.8

2. 临床意义 成人白细胞数高于$10 \times 10^9/L$称白细胞增多，低于$4 \times 10^9/L$称白细胞减少。外周血液里中性粒细胞占到白细胞总数的一半以上，所以中性粒细胞的增减直接影响白细胞总数的增减，故两者间数量变化临床意义基本相同。

（1）中性粒细胞：在外周血中分为中性杆状核粒细胞和中性分叶核粒细胞两类，中性分叶核粒细胞通常为 2 ~ 5 叶，一般以 2 ~ 3 叶居多，病理情况下分叶可达 10 叶。

1）中性粒细胞增多：①生理性增多：见于妊娠后期、饱餐、剧烈运动、高温或严寒等，多为一过性；②病理性增多：急性感染，尤其是化脓性球菌（如金黄色葡萄球菌）引起的感染；严重的组织损伤，如大手术后、大面积烧伤，急性心肌梗死等；急性大出血；急性溶血；急性中毒，如急性化学物质中毒、药物中毒及生物性中毒等；恶性肿瘤，如慢性粒细胞性白血病等。

2）中性粒细胞减少：见于①感染性疾病：某些病毒感染（如病毒性肝炎、流感等），细菌感染（特别是革兰阴性杆菌感染，如伤寒）；②某些血液系统疾病：如再生障碍性贫血；③理化因素损伤：如放射线、化学物质（苯、汞中毒）、化学药物（氯霉素、抗肿瘤药、抗甲状腺药物）等；④其他：脾功能亢进、自身免疫性疾病。

3）中性粒细胞核象变化：病理情况下，中性粒细胞核象可发生变化，出现核左移或核右移现象。

核左移：周围血液中出现不分叶核粒细胞（包括杆状核粒细胞及晚幼粒、中幼粒细胞等）超过5%时，称为核左移（图6-1）。常见于急性化脓性感染、急性中毒、急性失血及急性溶血反应。

核右移：周围血液中 5 叶及以上的粒细胞超过 3%者，称为核右移。主要见于造血功能衰退及巨幼红细胞贫血，也可见于抗代谢药应用后。

（2）嗜酸性粒细胞（E）

1）嗜酸性粒细胞增多：见于①变态反应性疾病：支气管哮喘、药物食物过敏等；②寄生虫病：血吸虫病、钩虫病、蛔虫病等；③皮肤病如湿疹、牛皮癣等；④血液病：淋巴瘤、慢性粒细胞白血病、多发性骨髓瘤等。

2）嗜酸性粒细胞减少：常见于伤寒、副伤寒以及长期应用肾上腺皮质激素者。

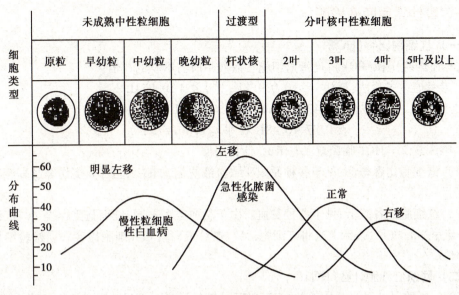

图6-1 中性粒细胞核象变化

（3）嗜碱性粒细胞（B）

1）嗜碱性粒细胞增多：见于慢性粒细胞性白血病、嗜碱性粒细胞白血病、骨髓纤维化、过敏性疾病（如过敏性结肠炎、药物及食物过敏）等。

2）嗜碱性粒细胞减少：无临床意义。

（4）淋巴细胞（L）

1）淋巴细胞增多：生理性增多见于儿童期及婴儿期（出生4~6天到4~6岁）。病理性增多见于病毒、结核分枝杆菌等感染，淋巴细胞性白血病、淋巴瘤、移植排斥反应等。

2）淋巴细胞减少：主要见于烷化剂及肾上腺皮质激素的治疗及放射线损伤、免疫缺陷性疾病等。

（5）单核细胞（M）

1）单核细胞增多：生理性增多见于婴幼儿及儿童；病理性增多见于单核细胞性白血病、活动性肺结核、急性感染恢复期等。

2）单核细胞减少：无临床意义。

（三）血小板计数（PC 或 Plt）

1. 参考值 （100~300）×10⁹/L

2. 临床意义

（1）血小板减少：低于$100×10^9$/L 称血小板减少。见于：①血小板生成障碍：急性白血病、再生障碍性贫血、放射性损伤等；②血小板破坏过多或消耗增多：原发性血小板减少性紫癜、系统性红斑狼疮、风疹、弥散性血管内凝血（DIC）等；③血小板分布异常：如脾肿大、血液稀释等。

（2）血小板增多：高于$400×10^9$/L 称血小板增多。见于①原发性增多：骨髓增殖性疾病，如原发性血小板增多症、慢性粒细胞白血病等；②反应性增多：常低于$500×10^9$/L，见于急性感染、急性溶血、某些癌症病人。

三、其他常用血液检测

（一）红细胞比容（HCT）

又称血细胞压积（PCV），是指血细胞在血液中所占容积的比值。

1. 参考值　微量法：男 0.467±0.039L/L；女 0.421±0.054L/L
温氏法：男 0.40~0.50L/L，平均 0.45L/L
女 0.37~0.48L/L，平均 0.40L/L

2. 临床意义　HCT 临床意义与 RBC 计数相似。

（1）红细胞比容增高：见于各种原因所致血液浓缩，如脱水、腹泻、烧伤等及真性红细胞增多症。

（2）红细胞比容减低：见于各种贫血。由于贫血类型不同，红细胞比容改变与红细胞计数不一定呈平行关系，临床上应将红细胞计数、血红蛋白量和红细胞比容三项检验结果进行综合评估。

（二）网织红细胞计数（RC）

网织红细胞是一种尚未成熟的过渡型细胞，其数量增减可反映骨髓造血功能的盛衰。

1. 参考值　见表 6-3。

表 6-3　网织红细胞计数参考值

比值	百分数	绝对值
成人	0.5%~1.5%	$(24~84)\times10^9/L$
新生儿	2%~6%	$(96~288)\times10^9/L$

2. 临床意义

（1）网织红细胞增多提示骨髓造血功能旺盛，常见于溶血性贫血、急性失血性贫血及某些贫血治疗后，如缺铁性贫血补充铁剂后。

（2）网织红细胞减少：提示骨髓造血功能低下，如再生障碍性贫血。

（三）血块收缩试验（CRT）

血块收缩的程度主要取决于血小板的数量与功能。

1. 标本采集　静脉采血 1ml，注入清洁干燥试管内并记录时间。

2. 参考值　血液凝固后 30~60 分钟开始收缩，24 小时内完全收缩。血块收缩率为 48%~64%。

3. 临床意义　血块收缩不良见于血小板减少或功能异常，如特发性血小板减少性紫癜、血小板无力症等。

（四）出血时间（BT）

出血时间是指皮肤损伤出血到自然停止出血所需的时间。BT 反映血小板数量、功能及血管壁通透性、脆性的变化。

1. 标本采集　采血针刺破指端微血管，观察出血停止所需的时间。

2. 参考值　模板法或出血时间测定器法（6.9±2.1）分钟，超过 9 分钟为异常。

3. 临床意义　BT 延长见于血小板减少或功能异常，如原发性或继发性血小板减少性紫癜、血小板无力症等。也可见于血管壁异常（如遗传性出血性毛细血管扩张症）及严重缺乏血浆某些凝血因子(如 DIC)等。BT 缩短,临床意义不大。

(五) 凝血时间(CT)

静脉血放入试管(玻璃试管、塑料试管等)中,观察自采血到血液凝固的时间。

1. 标本采集　试管法:静脉采血 3ml,立刻记录自采血开始到血液凝固的时间。

2. 参考值　试管法:4~12 分钟。

3. 临床意义　CT 延长见于严重肝病、血友病、弥散性血管内凝血、使用肝素等抗凝药物后。CT 缩短见于高凝状态,但是敏感性差。

(六) 凝血酶原时间(PT)

在血浆中加入组织因子和钙溶液后测定血浆凝固所需的时间。

1. 标本采集　静脉采血 1ml,注入干燥抗凝试管里。

2. 参考值　手工法和血液凝固仪法 11~13 秒,超过正常值 3 秒以上为异常。

3. 临床意义　PT 延长:严重肝病、维生素 K 缺乏、DIC 等。PT 缩短见于高凝状态,如 DIC 早期、脑血栓形成、心肌梗死等。

(七) 红细胞沉降率(ESR)

简称血沉率,是指红细胞在一定条件下沉降的速率,受多种因素影响,如血浆中各种蛋白的比例改变及红细胞数量和形状。

1. 标本采集　静脉采血 1.6ml,注入含有 38g/L 枸橼酸钠溶液 0.4ml 的试管里混匀。

2. 参考值　魏氏法:男性 0~15mm/1h 末;女性 0~20mm/1h 末。

3. 临床意义　ESR 减慢临床意义较小,ESR 增快无特异性,必须结合临床资料才能准确判断其临床意义。

(1) 生理性增快:见于 12 岁以下的儿童、60 岁以上的高龄者、妇女月经期或妊娠 3 个月以上者。

(2) 病理性增快

1) 各种炎症:急性细菌性炎症、结核病、风湿热。

2) 组织损伤及坏死:如急性心肌梗死(AMI)血沉增快,但心绞痛时血沉正常。

3) 恶性肿瘤:恶性肿瘤血沉增快,治疗效果明显时,血沉渐趋正常;恶性肿瘤复发或转移时血沉也可增快。

4) 其他疾病:各种贫血、高胆固醇血症、慢性肾炎、系统性红斑狼疮等。

第二节　尿液检测

尿液是血液经过肾小球滤过、肾小管和集合管重吸收和排泌所产生的终末代谢产物。尿液的组成和性状能反映机体代谢及各系统功能状态,尤其与泌尿系统疾病密切相关。因此,尿液检测对多种疾病的诊断、疗效观察及用药监护都有重要的参考意义。

一、标本采集

标本收集使用一次性专用的有盖塑料容器留取新鲜尿液。标本应在半小时之内送检。

1. 晨尿　早晨第一次尿,适用于有形成分、化学成分和早孕检测。

2. 随机尿　病人任何时间内自然排泄的尿液,用于门诊和急诊病人的临时检验。

3. 24 小时尿　24 小时尿要求前一天早上 8 时排尽余尿后,开始收集直至第二天早晨 8

时之内的全部尿液,要记录24小时尿量,主要用于尿蛋白、尿糖等的定量检测。

4. 餐后尿 午餐后2小时收集,一般用于病理性尿糖、蛋白尿检测。

5. 中段尿 用0.1%的新洁尔灭消毒外阴和尿道口,收集中段尿于清洁、无菌容器中,主要用于细菌培养和药物敏感试验。

二、检测内容

尿液的一般检测包括一般性状检测、化学检测、显微镜检测。

(一)一般性状检测

1. 尿量 健康成人为1000~2000ml/24h,尿量与饮水量及疾病等相关。

(1)多尿:尿量>2500ml/24h为多尿。见于饮水过多、使用利尿药后、受寒、尿崩症、糖尿病、肾脏疾病等。

(2)少尿或无尿:尿量<400ml/24h或<17ml/h为少尿,<100ml/24h称为无尿。见于:①肾前性少尿:休克、脱水、心力衰竭等;②肾性少尿:各种肾实质性病变如急慢性肾炎等;③肾后性少尿:各种原因所致尿路梗阻或排尿功能障碍。

2. 尿液外观 正常新鲜尿液为淡黄色至黄色透明液体,尿液颜色受食物、药物和尿量等因素影响。病理性尿液外观可见:

(1)淡红色或红色:为肉眼血尿,每升尿液中含血量超过1ml。见于泌尿系统炎症、结核、肿瘤、外伤及出血性疾病。

(2)浓茶色或酱油色:由于血红蛋白和肌红蛋白出现于尿中,尿液呈浓茶色或酱油色,镜检无红细胞但隐血试验阳性,称为血红蛋白或肌红蛋白尿。见于溶血性贫血、血型不合的输血反应等。正常人剧烈运动后也可偶见肌红蛋白尿。

(3)黄色:尿液呈深黄色改变,振荡后出现泡沫也呈黄色,检测含有大量的结合胆红素,称为胆红素尿。见于阻塞性黄疸及肝细胞性黄疸。服用呋喃唑酮、维生素B_2、大黄等药物后尿也呈黄色,但泡沫不黄,胆红素定性试验阴性。

(4)白色混浊:尿液外观呈不同程度的黄白色混浊,经检验白细胞增多或找到细菌称脓尿或菌尿,见于泌尿系统感染,如肾盂肾炎、膀胱炎、尿道炎等。尿液呈乳白色混浊称为乳糜尿,见于丝虫病、肾周围淋巴管阻塞等。

3. 气味 尿液气味来自挥发性酸,久置后有氨臭味。若新鲜尿液有氨臭味见于膀胱炎及尿潴留等。糖尿病酮症酸中毒呈烂苹果味。有机磷农药中毒,尿液带蒜臭味。

4. 酸碱反应 正常尿液pH约6.5,波动在4.5~8.0之间。正常尿液pH受饮食影响,肉食为主者尿液偏酸性,素食者尿液偏碱性。病理状态下,尿pH增高见于碱中毒、膀胱炎及服用利尿剂等。尿pH降低见于酸中毒、糖尿病、高热、痛风、口服维生素C等。

5. 尿液比密(SG) 是指在4℃时,同体积尿与纯水的重量之比,一般在1.015~1.025之间。晨尿最高,一般大于1.020,婴幼儿尿比密偏低。病理状态下,尿比密增高见于血容量不足引起的肾前性少尿、糖尿病、急性肾小球肾炎等;尿比密降低见于大量饮水、慢性肾功能衰竭、尿崩症、慢性肾小球肾炎等。

(二)化学检测

1. 尿蛋白 正常人尿蛋白定性检测呈阴性,定量检测为0~80mg/24h,尿蛋白定性检测呈阳性或定量检测超过150mg/24h时,称为蛋白尿。

(1)生理性蛋白尿:指泌尿系统无器质性病变,尿内暂时出现蛋白质,持续时间短,诱因解除后消失。如剧烈活动、发热、寒冷、精神紧张等。

（2）病理性蛋白尿：是指各种肾脏及肾外疾病导致的尿蛋白持续阳性。包括：①肾小球性蛋白尿：是最常见的一种蛋白尿。见于肾小球肾炎、肾病综合征等原发性肾小球损害，糖尿病、高血压、系统性红斑狼疮等继发性肾小球疾病；②肾小管性蛋白尿：见于肾盂肾炎、重金属中毒、药物中毒等；③混合性蛋白尿：见于肾小球肾炎、肾盂肾炎后期、糖尿病、系统性红斑狼疮等肾小球和肾小管同时受损的疾病；④溢出性蛋白尿：见于多发性骨髓瘤、溶血性贫血等。

2. 尿糖 正常人尿糖定性检测呈阴性，定量检测为 0.56～5.0mmol/24h 尿，尿糖定性检测呈阳性称为糖尿。

（1）血糖增高性糖尿：糖尿病最为常见。还可见于甲状腺功能亢进、Cushing 综合征、胰腺癌、肝硬化等。

（2）血糖正常性糖尿：也称肾性糖尿。见于慢性肾炎、肾病综合征、家族性肾性糖尿等。

（3）暂时性糖尿：摄糖过多、精神紧张等可引起的生理性糖尿；颅脑外伤、脑出血、急性心肌梗死可导致应激性糖尿。

（4）假性糖尿：尿中含维生素 C、尿酸等物质浓度过高时，可造成假性糖尿。

3. 尿胆红素与尿胆原 正常人尿胆红素定性检测呈阴性，定量检测≤2mg/L；尿胆原定性检测呈阴性或弱阳性，定量检测≤10mg/L。尿胆红素增高见于阻塞性黄疸或急性黄疸性肝炎；尿胆原增高见于溶血性黄疸和肝细胞性黄疸，尿胆原降低见于阻塞性黄疸。

4. 尿酮体 尿酮体是 β-羟丁酸、乙酰乙酸和丙酮的总称。正常人尿酮体检测为阴性，尿中出现酮体称为酮尿。糖尿病性酮尿见于糖尿病酮症酸中毒，非糖尿病性酮尿见于高热、严重呕吐、腹泻、禁食、长期饥饿、妊娠剧烈呕吐、酒精性肝炎等。

（三）显微镜检测

指用显微镜对新鲜尿液标本中的沉渣进行镜检，鉴定细胞、管型和结晶体等有形成分。

1. 细胞 正常人尿液离心沉淀物中可有少量上皮细胞和白细胞，无或偶见红细胞。

（1）红细胞：尿沉渣镜检红细胞>3 个/HP，称为镜下血尿。常见于急、慢性肾小球肾炎、肾结石、肾盂肾炎及出血性疾病等。

（2）白细胞：尿沉渣镜检白细胞>5 个/HP，称为镜下脓尿。若有大量白细胞，多为泌尿系统感染如肾盂肾炎、膀胱炎、尿道炎等。

（3）上皮细胞：增多见于急性或慢性肾小球肾炎、肾移植后排异反应期、泌尿系统炎症等。

2. 管型 是蛋白质、细胞或碎片在肾小管、集合管内凝固而成的圆柱形蛋白聚体。正常尿液中无管型或偶见透明管型。

（1）透明管型：剧烈运动及体力劳动后可出现一过性增多。病理情况下多见于肾病综合征、慢性肾炎、恶性高血压等。

（2）颗粒管型：见于慢性肾炎、肾盂肾炎及急性肾炎后期。

（3）细胞管型：肾小管上皮细胞管型见于肾小管的损伤；红细胞管型常与血尿同时存在，两者临床意义相似；白细胞管型见于肾盂肾炎、间质性肾炎等；混合性管型见于各种肾小球疾病。

（4）蜡样管型：提示有严重的肾小管变性、坏死，预后差。

3. 结晶 正常人尿中出现少量磷酸盐、尿酸及草酸钙结晶，一般无临床意义。若持续出现并伴有较多红细胞,应怀疑有结石的可能。胆红素结晶仅见于阻塞性黄疸和肝细胞性黄疸;服用磺胺类药物后可出现磺胺结晶。

第三节 粪便检测

粪便检测主要用于了解消化系统功能状况,有助于消化系统疾病的诊断。

一、标本采集

1. 采用自然排出的新鲜粪便,无粪便又必须检测时,可经肛门指诊采集。必须用干净、不透水的一次性容器,若细菌培养则应使用经灭菌后封口的容器。

2. 一般留取指腹大小的粪便,若做集卵检测需较大标本量。蛲虫虫卵检测应使用透明薄膜拭子于清晨排便前自肛门周围的皱襞处拭取标本送检。

3. 标本中应尽量含有脓血、黏液,不应混入尿液、消毒剂等,以免影响检测结果。

4. 用化学法做粪便隐血试验,应在检测前三天禁食肉类、动物血、铁剂、维生素 C 等;用免疫法做粪便隐血试验无需特殊准备。

5. 粪便标本采集后应尽早送检,一般不应超过 1 小时。

二、检测内容

(一) 一般性状检测

1. 量 正常成人每日排便量约 100~300g,排便量受饮食种类、进食量、消化器官功能状态的影响。进食大量粗纤维食物,胃肠、胰腺等功能紊乱或炎症时,可使排便量增多或伴有异常成分。

2. 颜色与性状 正常成人粪便为黄褐色圆柱形成形软便,婴儿粪便略呈金黄色或黄色糊状便。常见的粪便颜色改变有:

(1) 鲜血便:见于各种原因所致的下消化道出血,如直肠癌、痔疮、肛裂等。

(2) 柏油样便:为稀薄、黏稠、漆黑、发亮的黑色粪便,呈柏油状样,常见于各种原因引起的上消化道出血,如消化性溃疡、肝硬化等。服用活性炭、铋剂等之后大便也可呈黑色,但无光泽且隐血试验阴性。食用大量动物血、动物肝、口服铁剂后,粪便也呈黑色,应注意鉴别。

(3) 黏液、脓性或脓血便:见于肠道下段病变,如痢疾、溃疡性结肠炎、直肠癌等。

(4) 水样便:见于各种原因引起的腹泻,尤其是急性肠炎。绿色稀便见于乳儿消化不良,艾滋病伴有肠道隐孢子虫感染时出现大量稀水便。

(5) 白陶土样便:见于阻塞性黄疸。

(6) 米泔样便:呈白色淘米水样,量多,见于霍乱和副霍乱。

(7) 细条状便:粪便常呈细条状或扁条状,提示直肠狭窄,多见于直肠癌。

(8) 乳凝块便:婴儿粪便中可出现,常见于婴儿消化不良、婴儿腹泻。

(9) 果酱样便:见于阿米巴痢疾。

3. 气味 正常粪便有臭味因含蛋白质分解产物,食素者味轻,食肉者味重。慢性肠炎、直肠癌溃烂时可有恶臭,阿米巴肠炎时呈血腥臭味,消化吸收不良时有酸臭味。

4. 寄生虫体 正常粪便无寄生虫虫体,病理情况下,肉眼可见蛔虫、蛲虫、绦虫等虫体及片段。

（二）显微镜检测

1. 细胞　正常人粪便中无红细胞,不见或偶见白细胞。当肠道下段有炎症或出血,如息肉、细菌性痢疾、下消化道肿瘤等可见红细胞。肠道炎症时白细胞增多,过敏性肠炎、肠道寄生虫时可见嗜酸性粒细胞增多。大肠癌病人的粪便中可以发现癌细胞。

2. 食物残渣　正常粪便中的食物残渣系已充分消化的无定形细小颗粒。若淀粉颗粒、脂肪颗粒、肌纤维等大量出现,提示消化不良。

3. 寄生虫卵或原虫　粪便中检测到寄生虫卵、原虫是诊断肠道寄生虫、原虫感染最可靠、最直接的依据。

（三）化学检测

粪便的化学检测项目主要是隐血试验(OBT)。肉眼和显微镜不能证实的出血称隐血,主要是消化道少量出血。正常人 OBT 呈阴性,阳性见于上消化道出血,如消化性溃疡、消化道肿瘤等。胃癌病人隐血试验可持续阳性,消化性溃疡病人隐血试验可间断阳性。

（四）细菌学检测

正常粪便中含有的细菌多属肠道正常菌群,一般无临床意义。肠道致病菌主要通过粪便直接涂片镜检与细菌培养检测,用于肠道感染性疾病的诊断。

第四节　常用肾功能检测

肾脏是排泄水分与代谢产物,以维持体内水、电解质和酸碱平衡的重要器官。肾功能检测的目的是了解肾脏有无损害,主要分为肾小球及肾小管功能检测、血尿酸检测。

一、肾小球功能检测

（一）内生肌酐清除率

在严格控制饮食和肌肉活动相对稳定的情况下,肾在单位时间内将若干毫升血浆中的内生肌酐全部清除出去,称内生肌酐清除率(Ccr)。

1. 标本采集

（1）检测前连续 3 天低蛋白饮食(<40g/d),避免剧烈运动。

（2）第 4 日晨 8 时将尿液排净,收集 24 小时尿液,容器内添加甲苯 4～5ml 防腐,第 5 日早晨抽静脉血 2～3ml,与 24 小时尿液同时送检。

2. 参考值　成人 80～120ml/min。

3. 临床意义

（1）判断肾小球损害的敏感指标:当 Ccr 降低正常值的 50% 时,血清尿素氮、肌酐测定仍可在正常范围。因此,Ccr 能较早反映肾小球滤过功能的敏感指标。

（2）评估肾小球功能损害程度:根据 Ccr 的数值一般可将肾功能损害分为 4 期:①肾衰竭代偿期:Ccr 80～51ml/min;②肾衰竭失代偿期:Ccr 50～20ml/min;③肾衰竭期:Ccr 19～10ml/min;④尿毒症期或终末期肾衰竭:Ccr<10ml/min。

（3）指导治疗及护理:Ccr<40ml/min,应限制蛋白质摄入;Ccr<30ml/min 时,提示噻嗪类利尿药无效;Ccr<10ml/min 时,应进行肾替代治疗。

（二）血尿素氮(BUN)和肌酐(Cr)的测定

血尿素氮是蛋白质代谢产物,肌酐是肌酸的代谢产物,两者主要经肾小球滤过随尿排出,当肾小球功能受损、滤过率降低时,血尿素氮和肌酐不能从尿中排出而升高。

1. 标本采集　抽取静脉血1ml,注入抗凝试管里,充分混匀。

2. 参考值　BUN:成人:3.2~7.1mmol/L,婴儿、儿童:1.8~6.5mmol/L;全血Cr:88.4~176.8μmol/L;血清或血浆Cr:男性53~106μmol/L,女性44~97μmol/L。

3. 临床意义

(1) BUN和Cr增高:见于肾小球滤过功能减退的疾病,如急慢性肾小球肾炎、严重肾盂肾炎、肾结核、肾肿瘤等;蛋白质分解过多的疾病,如消化道出血;引起显著少尿或无尿的疾病,如脱水、休克、尿路梗阻等。

(2) 可根据Cr数值对肾功能损害进行分期:肾衰竭代偿期:Cr<178μmol/L;肾衰竭失代偿期:Cr178~445μmol/L;肾衰竭期:Cr445~707μmol/L;尿毒症期:Cr>707μmol/L。

二、肾小管功能检测

通过观察尿量和尿比密的变化,来判断肾浓缩与稀释功能的方法,称为浓缩稀释试验(CDT)。尿浓缩稀释试验可以检测肾小管功能。

1. 标本采集　病人三餐如常进食,但每餐进水量不超过500~600ml,此外不再进任何液体。晨8时排尿弃去,上午10时、12时、下午2、4、6、8时及次晨8时各留尿1次,分别测定尿量和比密。

2. 参考值　24小时尿总量1000~2000ml,晚8时至晨8时夜尿量<750ml,日尿量与夜尿量之比是(3~4):1,尿液最高比密应>1.020,最高比密与最低比密之差不应小于0.009。

3. 临床意义

(1) 多尿、夜尿增多、低比密尿或固定在1.010,表明肾小管浓缩功能下降,见于慢性肾炎、慢性肾盂肾炎、慢性肾衰竭等。

(2) 少尿伴高比密尿,见于血容量不足,如休克等。

三、血尿酸检测

尿酸(UA)为体内核酸中嘌呤代谢的终末产物。血中尿酸除小部分被肝脏破坏外,大部分被肾小球过滤。

1. 标本采集　抽取空腹静脉血2~3ml,注入干燥试管里,勿使溶血。

2. 参考值　成年男性150~426μmol/L;成年女性89~357μmol/L。

3. 临床意义　UA增高见于痛风及肾小球滤过功能损伤。UA减低见于急性肝坏死、肝豆状核变性、慢性铬中毒等。

第五节　常用肝功能检测

常用肝功能检测包括,蛋白质代谢功能检测、胆红素代谢检测及血清酶学检测。

一、蛋白质代谢功能检测

(一) 血清总蛋白(STP)和清蛋白(A)、球蛋白(G)及比值测定

1. 标本采集　抽取空腹静脉血2~3ml,注入干燥试管里,勿使溶血。

2. 参考值　正常成人血清总蛋白:60~80g/L,清蛋白:40~55g/L,球蛋白:20~30g/L,

A/G:(1.5～2.5):1。

3. 临床意义

(1) 血清总蛋白与清蛋白增高:见于严重脱水、休克等引起的血液浓缩及肾上腺皮质功能减退等。

(2) 血清总蛋白及白蛋白降低:STP<60g/L 或 A<25g/L 称为低蛋白血症。见于慢性肝炎、肝硬化、肝癌、营养不良、肾病综合征、重症结核及恶性肿瘤等。

(3) 血清总蛋白与球蛋白增高:STP>80g/L 或 G>35g/L,称为高蛋白血症或高球蛋白血症。见于慢性肝脏疾病及慢性炎症。

(4) A/G 倒置　见于严重肝功能损伤。

(二) 血清蛋白电泳

血清中各种蛋白质的质量以及所带负电荷多少不同,因此,它们在电场中泳动速度也不同,从而分离出五种蛋白。

1. 标本采集　抽取空腹静脉血 2～3ml,注入干燥试管里,勿使溶血。

2. 参考值　醋酸纤维膜电泳法:清蛋白 0.62～0.71(62%～71%),α_1 球蛋白 0.03～0.04(3%～4%),α_2 球蛋白 0.06～0.10(6%～10%),β 球蛋白 0.07～0.11(7%～11%),γ 球蛋白:0.09～0.18(9%～18%)。

3. 临床意义

急性肝炎及轻症肝炎血清蛋白电泳可正常。慢性肝炎、肝硬化、肝癌可出现清蛋白和 β 球蛋白减少,γ 球蛋白升高,在慢性肝炎和肝硬化失代偿期尤为显著。α_2 及 β 球蛋白增高,清蛋白及 γ 球蛋白降低见于肾病综合征、糖尿病肾病。

二、胆红素代谢检测

血清胆红素检测项目包括血清总胆红素(STB)、结合胆红素(CB)及非结合胆红素(UCB)的测定。临床上通过检测胆红素代谢来判断黄疸类型及黄疸病因。

1. 参考值　血清总胆红素:3.4～17.1μmol/L;结合胆红素:0～6.8μmol/L;非结合胆红素:1.7～10.2μmol/L。

2. 临床意义

(1) 判断有无黄疸及黄疸的程度:STB>17.1μmol/L,且<34.2μmol/L 时,提示隐性黄疸;34.2～171μmol/L 为轻度黄疸;171～342μmol/L 为中度黄疸;>342μmol/L 为重度黄疸。

(2) 推断黄疸病因:完全性梗阻性黄疸 STB>342μmol/L;不全性梗阻性黄疸 STB 为171～265μmol/L;肝细胞性黄疸 STB 可达 17.1～171μmol/L,CB/STB 为 20%～50%;溶血性黄疸 STB 很少超过 85.5μmol/L,CB/STB<20%。

(3) 判断黄疸类型:梗阻性黄疸 STB 和 CB 升高;溶血性黄疸 STB 和 UCB 升高;肝细胞性黄疸 STB、CB 和 UCB 都增高。

三、血清酶学检测

肝脏血清酶学检测主要有丙氨酸氨基转移酶(ALT)、门冬氨酸氨基转移酶(AST)、碱性磷酸酶(ALP)、γ-谷氨酰转肽酶(GGT)。

1. 参考值

ALT 速率法(37℃)10～40U/L;终点法 5～25 卡门单位

AST 速率法(37℃)10~40U/L;终点法 8~28 卡门单位

ALT/AST≤1

ALP 磷酸对硝基苯酚速率法(30℃)成人 40~150U/L

GGT γ-谷氨酰-3-羧基-对硝基苯胺法(37℃)男性 11~50U/L 女性 7~32U/L

2. 临床意义

（1）急性病毒性肝炎:ALT、AST 及 γ-GT 均可升高,但以 ALT 升高更明显,阳性率可达 80% 以上,为病毒性肝炎的重要检测指标。急性重症肝炎,病程初期转氨酶升高,以 ALT 升高更明显,若在症状恶化时,黄疸进行性加重,ALT 反而降低,即"酶胆分离"现象,提示大量肝细胞坏死,预后差。急性肝炎恢复期,如 ALT 不能恢复正常或再上升,提示肝炎转为慢性。

（2）慢性病毒性肝炎、肝硬化、肝癌:ALT、AST、ALP 及 GGT 均可升高,若 AST 升高较 ALT 显著,提示慢性肝炎进入活动期。当发生肝癌时,GGT 显著升高。慢性肝炎、肝硬化若出现 GGT 升高提示病情恶化或不稳定。

（3）胆汁瘀积:阻塞性黄疸时 ALP 及 GGT 增高。

（4）其他:急性心肌梗死时 ALT、AST 增高、骨骼肌疾病时 ALP 增高。

第六节　浆膜腔穿刺液检测

人体的胸腔、腹腔、心包腔统称为浆膜腔,正常状况下,浆膜腔内含有少量液体起润滑作用,正常成人胸腔液<20ml,腹腔液<50ml,心包腔液 10~50ml。病理情况下腔内液体量增多,称为浆膜腔积液。检测浆膜腔积液及区别积液的性质对疾病的诊断和治疗有重要作用。

一、标本采集

浆膜腔积液需要医生在相应部位行穿刺术抽取 10~20ml,注入干燥试管进行不同项目（一般性状、化学及显微镜）的检测。

二、一般性状检测

1. 颜色及透明度　漏出液多为淡黄色透明,渗出液常混浊,混浊程度因所含细胞或细菌的多少而不同,其颜色也随病因不同而有所改变。化脓菌感染时呈黄脓状;结核病急性期、恶性肿瘤、外伤或出血时可呈红色;胸导管或淋巴管阻塞呈乳白色。

2. 比重　漏出液多在 1.018 以下,渗出液因含大量细胞及蛋白其比重多在 1.018 以上。

3. 凝固性　漏出液含纤维蛋白原很少,一般不易自凝。渗出液因含较多纤维蛋白原及组织碎片易自行凝固。

三、化学检测

1. 黏蛋白定性测定　漏出液多为阴性,渗出液多为阳性。

2. 蛋白质定量测定　是鉴别渗出液和漏出液最可靠的试验。漏出液蛋白质含量多< 25g/L,渗出液蛋白质含量增多,常>30g/L。

3. 葡萄糖测定　漏出液中葡萄糖含量与血糖相似,渗出液中的葡萄糖因被细菌或细胞酶分解而减少。

4. 乳酸脱氢酶测定（LD）　漏出液中 LD 活性正常,渗出液中 LD 活性增高。

四、显微镜检测

1. 细胞计数及分类 一般漏出液中主要为淋巴细胞和间皮细胞,常<$100×10^6$/L;渗出液中细胞数多,常>$500×10^6$/L。急性炎症以中性粒细胞为主;慢性炎症、肿瘤及结缔组织病以淋巴细胞为主。

2. 脱落细胞学检测 恶性肿瘤引起的积液中可找到癌细胞,是诊断原发性或继发性恶性肿瘤的重要依据。

五、细菌学检测

渗出液经离心沉淀或进行细菌培养可找到病原体,漏出液找不到病原体。渗出液与漏出液的鉴别方法见表6-4。

表6-4 渗出液与漏出液的鉴别要点

鉴别项目	渗出液	漏出液
原因	炎症、肿瘤、理化刺激	非炎症
外观	草黄色、红色、乳白色、脓性等	淡黄色,浆液性
透明度	多混浊	透明或微混
凝固性	能自凝	不易自凝
比重	>1.018	<1.018
黏蛋白定性试验	阳性	阴性
蛋白质定量	>30/L	<25g/L
葡萄糖定量	低于血糖	与血糖相近
细胞计数	常>$500×10^6$/L	多<$100×10^6$/L
细胞分类	急性炎症以中性粒细胞为主,慢性炎症、恶性肿瘤以淋巴细胞为主	淋巴细胞、间皮细胞为主
细菌学检验	可找到病原体	找不到病原体
LDH 测定	>200U/L	<200U/L
积液/血清 LDH 比值	>0.6	<0.6

第七节 常用血液生化检测

临床生物化学检测是实验室检测的重要组成部分,包括以物质分类探讨疾病时的生物化学变化、以器官和组织损伤探讨疾病时的生物化学变化、临床酶学及临床治疗药物检测等。

一、血清电解质测定

血清电解质测定主要检测血清钾、钠、氯、钙、磷含量。

1. 参考值 血钾 3.5～5.5mmol/L;血钠 135～145mmol/L;血氯 98～106mmol/L;血钙

2.25～2.58mmol/L;血磷0.97～1.61mmol/L。

2. 临床意义 测定血电解质了解体内电解质含量,为补充电解质、维持体内渗透压及酸碱平衡提供依据。

(1) 血钾异常

1) 血钾增高:血清钾>5.5mmol/L为高钾血症。见于食入或注入大量钾盐,急慢性肾衰竭、肾上腺皮质功能减退、缺氧、酸中毒、溶血及严重烧伤等。

2) 血钾降低:血清钾<3.5mmol/L为低钾血症。见于呕吐、腹泻、胃肠引流或胃肠功能紊乱导致丢钾过多;服用排钾利尿剂以及醛固酮增多症所致的肾脏排钾增多;补钾不足、胰岛素注射过量、心功能不全、肾性水肿等。

(2) 血钠和氯异常

1) 血钠和氯增高:见于水丢失过多,如脱水、大面积烧伤、糖尿病等;水摄入不足,如不能进食及术后禁食而静脉输液量不足等。

2) 血钠和氯降低:见于钠丢失过多,如严重呕吐、腹泻、大量出汗、大面积烧伤、穿刺抽液过多等;心肾功能不全、肝硬化、长期使用激素等导致水潴留及补充过量液体亦可致稀释性低钠血症。

(3) 血钙异常

1) 血钙增高:血清钙>2.58mmol/L为高钙血症。见于甲状旁腺功能亢进、骨髓瘤、大量服用维生素D或维生素D中毒。

2) 血钙降低:血清钙<2.25mmol/L为低钙血症。临床发生率明显高于高钙血症,尤其多见于婴幼儿。见于甲状旁腺功能减退、维生素D缺乏、消化不良、妊娠后期等。

(4) 血磷异常

1) 血磷增高:血磷>1.61mmol/L为升高。见于甲状旁腺功能减退、多发性骨髓瘤、尿毒症并发代谢酸中毒及补充过量维生素D等。

2) 血磷降低:血磷<0.97mmol/L为降低。见于甲状旁腺功能亢进、骨软化症、长期腹泻及妊娠妇女等。

二、血糖测定和糖耐量试验

1. 血糖测定 血糖指血液中葡萄糖,标本不同,其检测结果也不同。空腹血糖检测是目前诊断糖尿病的主要依据,也是判断糖尿病病情和控制程度的主要指标。

(1) 参考值:葡萄糖氧化酶法:3.9～6.1mmol/L;邻甲苯胺法:3.9～6.4mmol/L。

(2) 临床意义

1) 血糖增高:生理性见于高热、高糖饮食、剧烈运动、情绪紧张等。病理性见于糖尿病、内分泌疾病(如甲状腺功能亢进)、应激性疾病(如脑出血)及肝硬化等。

2) 血糖降低:生理性见于剧烈运动后、妊娠期、饥饿等。病理性见于胰岛素及降糖药使用过量、甲状腺功能减退、营养不良等。

2. 口服葡萄糖耐量试验(OGTT) 正常人口服或注射一定量的葡萄糖后,血糖会暂时升高,2小时后即恢复正常,称为耐糖现象;当糖代谢紊乱时,口服或注射葡萄糖后血糖攀升急剧,短时间内不能降至正常水平,称为糖耐量降低。临床上主要用于诊断症状不明显或血糖升高不明显的可疑糖尿病。

(1) 标本采集 将葡萄糖75g溶于300ml温开水嘱被评估者一次饮完,检测口服血糖和口服葡萄糖后 0.5 小时、1 小时、2 小时及 3 小时的血糖和尿糖。

（2）参考值　空腹：血糖 3.9 ~ 6.1mmol/L。摄糖后：血糖应在 0.5 ~ 1 小时达高峰，峰值一般在 7.8 ~ 9.0mmol/L 之间，<11.1mmol/L，2 小时血糖<7.8mmol/L。尿糖：每次均为阴性。

（3）临床意义

1）判断糖耐量异常（IGT）：空腹血糖<7.0mmol/L，口服葡萄糖后血糖为 7.8 ~ 11.1mmol/L，且高峰时间提前，2 小时后仍不能恢复正常，呈糖耐量降低，尿糖阳性者为 IGT。

2）诊断糖尿病：临床上有以下条件者即可诊断：有糖尿病症状，空腹血糖>7.0mmol/L；或口服葡萄糖后 2 小时血糖峰>11.1mmol/L；或随机血糖>11.1mmol/L，有临床症状和尿糖阳性者。

三、血清心肌酶和心肌蛋白测定

心肌酶和心肌蛋白是反映心肌缺血损伤的理想生化指标。

（一）血清肌酸激酶（CK）及同工酶测定

1. 参考值　CK 酶偶联法（37℃）男性：38 ~ 174U/L；女性：26 ~ 140U/L。

　　　　　　CK 同工酶：CK-MB<5%；CK-MM 为 94% ~ 96%；CK-BB 无或极少。

2. 临床意义

（1）心肌损害：急性心肌梗死（AMI）时 CK 在 3 ~ 8 小时升高，24 小时达高峰，3 ~ 4 天后降至正常，CK-MB 升高早于 CK，故对 AMI 的早期诊断灵敏度和特异性明显高于 CK。

（2）肌肉疾病：多发性肌炎、骨骼肌损伤等，以 CK-MM 升高为主。

（3）脑组织受损：脑血管病变、长期昏迷等，以 CK-BB 同工酶升高为主。

（二）乳酸脱氢酶（LD）测定

1. 参考值　LD 总酶速率法为 95 ~ 200U/L。

2. 临床意义　增高见于①急性心肌梗死（AMI）：AMI 时，LD 增高比 CK、CK-MB 和 AST 出现晚，但持续时间长；如 LD 持续增高或再次增高，提示心肌梗死面积扩大或出现新的梗死；②肝脏疾病：急性肝炎、慢性活动性肝炎和肝癌时 LD 升高；③其他疾病：骨骼肌损伤、白血病、淋巴瘤、肺梗死和胰腺炎等也使 LD 升高。

（三）心肌肌钙蛋白检测

肌钙蛋白（cTn）是肌肉收缩的调节蛋白，是目前用于 AMI 诊断最特异的生化指标。cTn 是由 3 个亚单位，即肌钙蛋白 C、肌钙蛋白 I 及肌钙蛋白 T 组成的复合物。

1. 参考值　cTnT0.02 ~ 0.13μg/L；cTnI<0.2μg/L。

2. 临床意义　诊断 AMI 时，cTnT 和 cTnI 都明显升高；任何冠状动脉疾病，即使 ECG 或其他检测（如运动试验）阴性，只要 cTn 增高，应视为具有高危险性。

（四）心肌肌红蛋白（Mb）检测

1. 参考值　定性：阴性

　　　　　　定量：ELISA 法 50 ~ 85μg/L，RIA 法 6 ~ 85μg/L。

2. 临床意义

（1）诊断 AMI：发病后 30 分钟 ~ 2 小时即可升高，5 ~ 12 小时达到高峰，18 ~ 30 小时恢复正常，因此，Mb 可以作为早期诊断 AMI 的指标，优于 CK-MB 和 LD。

（2）判断 AMI 病情：AMI 发病 30 小时后还见到 Mb 持续增高，提示心梗持续存在。

四、血清脂质和脂蛋白测定

（一）血清脂质测定

1. 参考值　总胆固醇（TC）:2.86~5.72mmol/L

　　　　　　三酰甘油（TG）:0.56~1.70mmol/L

2. 临床意义

（1）TC 和 TG 增高:见于长期高脂饮食、过度肥胖、冠状动脉粥样硬化性心脏病、甲状腺功能减退、糖尿病、肾病综合征等。

（2）TC 和 TG 降低:见于严重营养不良、甲状腺功能亢进、严重贫血、严重肝病、肾上腺皮质功能不全等。

（二）血清脂蛋白测定

脂蛋白是血脂在血液中存在、转运及代谢的形式,超高速离心后,分为乳糜微粒（CM）、极低密度脂蛋白（VLDL）、低密度脂蛋白（LDL）、高密度脂蛋白（HDL）。

1. 参考值　HDL 1.03~2.07mmol/L;LDL 2.7~3.12mmol/L。

2. 临床意义

（1）HDL 与冠心病发病呈负相关,HDL 水平高的个体患冠心病的危险性小,反之,危险性大。

（2）LDL 与冠心病发病呈正相关,LDL 水平高的个体患冠心病的危险性大。

五、血清淀粉酶和脂肪酶测定

通过测定血清淀粉酶（AMS）和血清脂肪酶（LPS）主要诊断胰腺疾病。

1. 参考值　AMS Somogyi 法:800~1800U/L。LPS 比色法:<79U/L。

2. 临床意义　AMS 活性增高常见于急性胰腺炎、胰腺癌早期。AMS 活性减低常见于慢性胰腺炎、胰腺癌压迫时间过久。LPS 活性增高主要见于急性胰腺炎。LPS 活性减低主要见于胰腺癌、胰腺结石。

六、甲状腺激素与促甲状腺激素测定

（一）甲状腺激素测定

甲状腺素（T）是含有四碘的甲腺原氨酸,即 T_4,T_4 在肝脏和肾脏中经过脱碘后转变为 T_3。甲状腺素依据存在的形式分为:结合型 T_4 和游离型 T_4（FT_4）、结合型 T_3 和游离型 T_3（FT_3）。结合型 T_4 与 FT_4 之和为总 T_4（TT_4）,结合型 T_3 与 FT_3 之和为总 T_3（TT_3）。通过甲状腺素测定,可以判断甲状腺功能状态。

1. 参考值　TT_4 65~155nmol/L;FT_4 10.3~25.7pmol/L

　　　　　　TT_3 1.6~3.0nmol/L;FT_3 6.0~11.4pmol/L

2. 临床意义　TT_4、FT_4、TT_3、FT_3 增高主要见于甲状腺功能亢进（甲亢）。TT_4、FT_4、TT_3、FT_3 减低主要见于甲状腺功能减退（甲减）,其中 TT_3 是诊断甲亢最灵敏的指标。

（二）促甲状腺激素测定

促甲状腺激素（TSH）是腺垂体分泌的重要激素,可以刺激甲状腺细胞的发育、合成及分泌甲状腺激素。

1. 参考值　2~10mU/L

2. 临床意义　TSH 是诊断原发性和继发性甲状腺功能减退症的最重要的指标。目前认为,TSH、FT$_3$和 FT$_4$是评估甲状腺功能的首先指标。TSH 增高主要见于原发性甲减,检测 TSH 水平也可以作为甲减病人使用甲状腺素替代治疗疗效的观察指标。TSH 减低常见于甲亢、继发性甲减等。

第八节　常用免疫学检测

一、病毒性肝炎血清标志物检测

肝炎病毒主要有甲型肝炎病毒(HAV)、乙型肝炎病毒(HBV)、丙型肝炎病毒(HCV)、丁型肝炎病毒(HDV)、戊型肝炎病毒(HEV)、庚型肝炎病毒(HGV)和输血传播病毒(TTV)7 种。肝炎病毒感染引起病毒性肝炎。本章重点介绍甲、乙型肝炎病毒标志物检测。

(一) 甲型肝炎病毒标志物检测

临床上甲型肝炎病毒标志物主要通过检测抗 HAV-IgM 和抗 HAV-IgG 来帮助诊断。

1. 标本采集　抽取静脉血 2ml,注入干燥试管里,勿使溶血。

2. 参考值　血清 HAV-IgM 阴性,抗 HAV-IgG 阴性或者阳性。

3. 临床意义　抗 HAV-IgM 阳性,是甲型肝炎早期感染的标志,可以作为急性甲型肝炎确诊依据。抗 HAV-IgG 阳性表示曾经感染过 HAV 或注射过甲肝疫苗。

(二) 乙型肝炎病毒标志物检测

机体感染乙型肝炎病毒后,产生三对抗原抗体系统,包括乙型肝炎病毒表面抗原(HBsAg)及表面抗体(抗-HBs)、乙型肝炎病毒核心抗原(HBcAg)及核心抗体(抗-HBc)、乙型肝炎病毒 e 抗原(HBeAg)及 e 抗体(抗-HBe)。其中核心抗原很难直接测定,因此临床上只对其他 5 项标志物进行检测,俗称"乙肝两对半"检测。

1. 参考值　HBsAg、抗-HBs、HBeAg、抗-HBe、抗-HBc 和 HBV-DNA 均为阴性。

2. 临床意义

(1) HBsAg 阳性:HBV 感染的指标,见于乙型肝炎潜伏后期、急性期或慢性 HBV 携带者。

(2) 抗-HBs 阳性:是保护性抗体。可因隐性感染 HBV、急性乙型肝炎恢复后以及注射乙型肝炎疫苗后产生,是机体对乙肝病毒产生免疫力的标志,也是乙型肝炎好转康复的指标。一般在发病后 3～6 个月才出现,可持续多年。

(3) HBeAg 阳性:是急性感染的早期标志。表示乙肝病毒正在体内复制,传染性较强。表明乙型肝炎处于活动期。若 HBeAg 持续阳性,提示肝细胞损害较重并易转变成慢性肝炎、肝硬化。

(4) 抗-HBe 阳性:机体 HBV 复制减少,传染性降低。

(5) 抗-HBc 阳性:是乙型肝炎感染指标,也是 HBV 在体内复制,传染性强的标志。

(6) HBV-DNA 测定:HBV-DNA 阳性是诊断急性乙型肝炎病毒感染的直接依据,表明病毒有复制,具有传染性。

HBV 血清标志物检测结果分析见表 6-5。

表6-5 HBV 标志物检验结果临床意义

HBsAg	抗-HBs	HBeAg	抗-HBe	抗-HBc	临 床 意 义
−	−	−	−	−	未感染 HBV
−	+	−	−	−	乙肝恢复期或接种乙肝疫苗后
−	+	−	+	+	HBV 感染恢复期
+	−	−	−	−	急性 HBV 感染早期或 HBV 携带者
+	−	−	−	+	急性 HBV 感染早期,慢性 HBV 携带者
+	−	−	+	+	急性 HBV 感染趋向康复,慢性乙肝
+	−	+	−	+	急性或慢性 HBV 感染,病毒多,传染性强
+	−	+	+	+	急性或慢性 HBV 感染
−	−	−	+	−	急性 HBV 感染趋向康复

二、甲种胎儿球蛋白测定

甲种胎儿球蛋白(甲胎蛋白,AFP)是胎儿早期由肝脏和卵黄合成的一种血清糖蛋白,出生后 AFP 的合成很快受到抑制。当肝细胞或生殖腺胚胎组织发生恶变时,已丧失合成 AFP 能力的细胞又重新开始合成,使血 AFP 含量明显升高。

1. 参考值 血清<25μg/L

2. 临床意义

(1)原发性肝细胞癌:AFP 明显增高,>500μg/L 时有诊断意义。

(2)病毒性肝炎和肝硬化:AFP 可升高,但多在 300μg/L 以下。

(3)睾丸癌、卵巢癌、畸胎瘤等生殖腺胚胎肿瘤:血中 AFP 的含量也可升高。

(4)其他:妇女妊娠 3~4 个月后,AFP 开始上升,7~8 个月达高峰,但不超过 400μg/L,分娩后 3 周左右恢复正常。

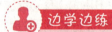

边学边练

实践七 实验室检测见习及报告单阅读

(杨丽蓉)

思考题

1. 病人,男,38 岁。近 2 个月来无明显诱因出现牙龈出血,近 1 个月出现乏力、心慌、双下肢皮肤瘀点。现为进一步诊治来院就诊。实验室检测结果:RBC 2.8×10^{12}/L,Hb 70g/L;WBC 3.2×10^9/L;PLT 80×10^9/L。

请问:实验室检测结果有何异常?

2. 病人,女,35 岁。近半年间断出现晨起时眼睑水肿,1 个月来晨起时眼睑水肿加重,伴乏力。到门诊行尿常规检测结果:外观清亮,淡黄色,尿比重:1.020,尿白细胞:0 个/HP,尿红细胞:15 个/HP,尿蛋白定性:(++);血常规检测结果:RBC 3.0×10^{12}/L,Hb 80g/L;WBC 6.0×10^9/L;PLT 200×10^9/L。

请问:实验室检测结果有何异常?

第七章　心电图检查

学习目标

1. 掌握心电图检查的基本知识。
2. 熟悉心电图各波段的正常范围及常见异常心电图特征。
3. 了解动态心电图机心电监护的基本知识。
4. 学会正确描记心电图。

工作情景与任务

情境导入：

　　急诊病人——王大妈,诉心慌、心脏乱跳,医生考虑心律失常。医嘱:心电图检查。

工作任务：

遵医嘱给王大妈描记心电图。

第一节　心电图基本知识

　　心电图(electrocardiogram,ECG)是运用心电图机通过导线与人体表相连,记录心脏每一个心动周期所产生的电活动变化的曲线图形。

一、心电图导联

　　将电极放置于人体表面任意两点,通过导联线与心电图机电流计的正负极相连,这种记录心电图的电路连接方法称心电图导联。因电极位置和连接方法不同,可组成不同的导联。在长期临床实践中,已经形成且被广泛采纳的国际通用导联体系,称为常规 12 导联体系。其中标准导联三个,即 I、II、III;加压肢体导联三个,即 aVR、aVL、aVF;胸导联六个,即 V_1、V_2、V_3、V_4、V_5、V_6。

（一）肢体导联

　　1. 标准导联　反映两个肢体之间的电位差变化,分别用 I、II、III 作为标记。连接方式是将心电图机的正、负两极分别与两个肢体相连(表7-1,图7-1)。

表7-1 标准导联的电极位置

导联名称	正极（探查电极）	负极
Ⅰ	左上肢	右上肢
Ⅱ	左下肢	右上肢
Ⅲ	左下肢	左上肢

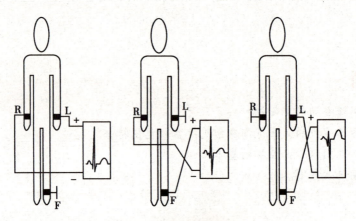

图7-1 标准导联的连接方式

2. 加压肢体导联 基本上代表探查电极放置部位的电位变化，包括右上肢（aVR）导联、左上肢（aVL）导联、左下肢（aVF）导联。连接方式是将心电图机的正极与某一个肢体相连，负极为连接另外两个肢体的电极各串联电阻后并联起来构成的中心电端（表7-2、图7-2）。

表7-2 加压肢体导联的电极位置

导联名称	正极（探查电极）	负极
aVR	右上肢	左上肢+左下肢
aVL	左上肢	右上肢+左下肢
aVF	左下肢	右上肢+左上肢

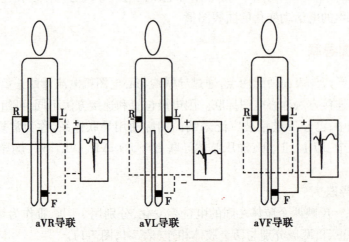

aVR导联　　　aVL导联　　　aVF导联

图7-2 加压肢体导联的连接方式

（二）胸导联

反映探查电极放置部位的电位变化，包括 $V_1 \sim V_6$ 导联，又称心前区导联。连接方式是将正极分别放置于心前区规定的部位，负极为肢体导联 3 个电极各串联电阻后并联起来构成的中心电端（表7-3、图7-3）。

表7-3　胸导联的电极位置

导联名称	正极（探查电极）	负极
V_1	胸骨右缘第 4 肋间	中心电端
V_2	胸骨左缘第 4 肋间	中心电端
V_3	V_2 与 V_4 连线的中点	中心电端
V_4	左锁骨中线平第 5 肋间	中心电端
V_5	左腋前线与 V_4 同一水平	中心电端
V_6	左腋中线与 V_4 同一水平	中心电端

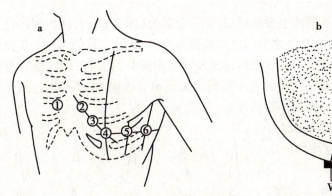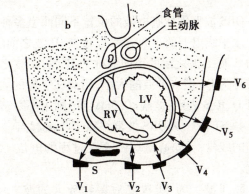

图7-3　胸导联探查电极的位置（a）及此位置与心室壁部位的关系（b）

二、心电图各波段的组成与命名

（一）心电图各波段的组成

1. **心脏的起搏传导系统**　正常心电活动开始于窦房结，兴奋心房的同时，激动沿着结间束→房室结→希氏束→左、右束支→浦肯野纤维顺序传导，最后兴奋心室（图7-4）。心脏的传导系统与每一个心动周期顺序出现的心电变化密切相关。

2. **心电图各波段的组成**　心脏先后有序的电激动传播，引起一系列电位变化，形成心电图上的相应波段（图7-5）。一个正常完整的心动周期所描记的心电图包括：四个波，即 P 波、QRS 波群、T 波、U 波；三个间期（段），即 PR 间期、QT 间期、ST 段。

（二）心电图各波段的命名

1. **P 波**　最早出现的幅度较小的波。是心房除极波，反映心房除极过程的电位与时间变化。

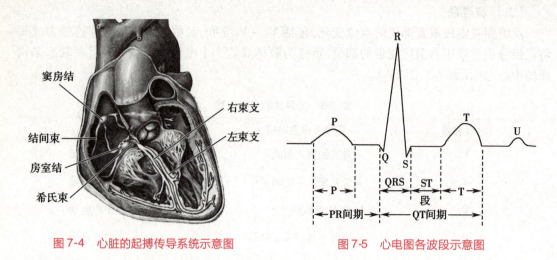

图 7-4　心脏的起搏传导系统示意图　　　　图 7-5　心电图各波段示意图

2. PR 间期　从 P 波起点至 QRS 波群起点的距离。反映自心房开始除极到心室开始除极的时间。

3. QRS 波群　为幅度最大的波群。是心室除极波,反映心室除极过程的电位与时间变化。

QRS 波群因探查电极的位置不同而呈多种形态,统一命名为(图 7-6):首次出现的位于参考水平线以上的正向波称为 R 波;R 波之前的负向波称为 Q 波;R 波之后的第一个负向波称为 S 波;S 波之后的正向波称为 R′波;R′波之后再出现的负向波称为 S′波;QRS 波只有负向波称为 QS 波。各波的大小,用英文字母的大小写形式来表示。波幅≥0.5mV 者,用大写字母 Q、R、S 表示;波幅<0.5mV 者,则用小写字母 q、r、s 表示。

4. ST 段　从 QRS 波群终点至 T 波起点之间的线段,反映心室缓慢复极过程的电位变化。

5. T 波　为 ST 段之后振幅较大的波。是心室复极波,反映心室快速复极过程的电位变化。

6. QT 间期　从 QRS 波群起点至 T 波终点的水平距离,反映心室开始除极至心室复极完毕全过程的时间。

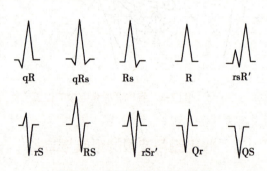

图 7-6　QRS 波群命名示意图

7. U 波　为 T 波之后振幅很低小的波,发生机制不明,多数认为与血清钾离子浓度有关,反映心室后继电位。

三、心电图的描记

(一)描记前准备

1. 物品准备

(1) 检查心电图机性能是否正常,使用交流电源的心电图机必须接地线。

(2) 准备心电图纸、导电胶或生理盐水、酒精棉球等。

2. 受检者准备

（1）按申请单核对姓名。

（2）受检者休息片刻,静卧于检查床,解开上衣,取下手表等,暴露四肢远端,全身放松。

（3）避免受检者的皮肤接触铁床、墙壁或地面,避免与他人皮肤接触。

（二）操作方法

1. 皮肤处理

（1）用酒精棉球擦净皮肤上的油脂,如果放置电极部位的皮肤有污垢或体毛过多,应预先清洁皮肤或剃毛。

（2）在人体放置电极处涂抹导电胶或生理盐水。

2. 放置电极　按常规心电图连接方式放置电极,连接导联线。

（1）肢体导联电极:上肢电极板固定于两手腕关节上方（屈侧）约 3cm 处;下肢电极板固定于两内踝上方约 7cm 处。肢体导联线较长,末端连接电极板处有颜色标记或英文缩写,红色（R）接右上肢,黄色（L）接左上肢,绿色（F）接左下肢,黑色（RF）接右下肢。

（2）胸导联电极:胸导联线较短,末端连接电极处有不同颜色标记,分别为红（V_1）、黄（V_2）、绿（V_3）、褐（V_4）、黑（V_5）、紫（V_6）。将胸导联的吸杯电极分别固定于胸部相应位置。

3. 描记心电图

（1）设定心电图机:在连接好地线后接通电源,选择走纸速度 25mm/s、定准电压 10mm/mV,将记录笔置于心电图纸的中心线上。

（2）切换导联:依次记录 Ⅰ、Ⅱ、Ⅲ、aVR、aVL、aVF 及 $V_1 \sim V_6$ 共 12 个导联的心电图。用手动方式记录心电图时,各导联不少于 3~5 个完整的心动周期。

（3）整理用物:描记结束后,取下电极并清洁,整理导联线,将心电图机面板上的各控制钮复位,最后切断电源。

4. 标记心电图纸　在描记好的心电图记录纸上,标记受检者姓名、性别、年龄、描记日期、病区及床号等,并标记各导联。

（三）注意事项

1. 保持室内温暖（不低于 18℃）,避免因寒冷而引起肌电干扰。

2. 心电图机周围不要摆放其他电器,以免引起干扰。

3. 检查床宽度应大于 80cm,以免肢体紧张而引起肌电干扰。

4. 除急症外,避免饱餐或吸烟后检查。

5. 女性乳房下垂者,应托起乳房,将 V_3、V_4、V_5 导联电极安放在乳房下缘胸壁上,而不应该安置乳房上。

第二节　正常心电图

一、心电图测量

（一）心电图记录纸

心电图多描记在心电图记录纸上,心电图记录纸由纵线和横线交织的小方格组成,小方格的边长均为 1mm（图 7-7）。

1. 纵向距离　代表电压,用以计算各波振幅的高度或深度。将心电图机定准电压调至 1mV,纵线上每小格代表 0.1mV。若改变定准电压,则每小格代表的电压值亦相应改变。

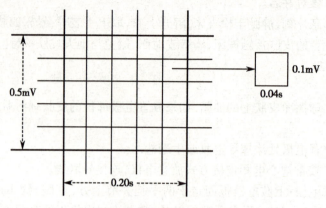

图7-7 心电图记录纸示意图

2. 横向距离 代表时间,用以计算各波的宽度和各间期所占的时间。常将记录走纸速度调至25mm/s,横线上每小格代表0.04秒。若改变走纸速度,则每小格代表的时间亦改变。

（二）各波段振幅的测量

P波振幅测量的参考水平以P波起始前的水平线为准,测量QRS波群、T波、U波振幅及ST段移位,一般采用QRS波群起始部水平线作为参考水平。

1. 测量正向波的高度 自参考水平线的上缘垂直测量至该波的顶点。

2. 测量负向波的深度 自参考水平线的下缘垂直测量至该波的底端。

3. 测量双向波 以上下振幅的绝对值之和为其电压数。

心电图各波段振幅测量方法见图7-8。

（三）各波段时间的测量

测量各波段时间应自该波起点的内缘水平地测量至该波终点的内缘（图7-9）。

1. 单导联心电图仪心电图

（1）测量P波:选择最宽的P波测量。

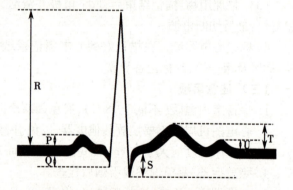

图7-8 心电图各波段振幅测量方法示意图

（2）测量QRS波:选择最宽的QRS波测量。

（3）测量PR间期:选择P波宽大且有Q波的导联测量。

（4）测量QT间期:选择最长的QT间期测量。

2. 12导联同步心电图仪记录心电图

（1）测量P波:从最早的P波起点测量至最晚的P波终点。

（2）测量QRS波:从最早QRS波起点测量至最晚的QRS波终点。

（3）测量PR间期:从最早的P波起点测量至最早的QRS波起点。

（4）测量QT间期:从最早的QRS波起点测量至最晚的T波终点。

（四）心率的测量

1. 心律规则 只测量一个RR（或PP）间期的秒数,即一个心动周期时间,然后被60除,

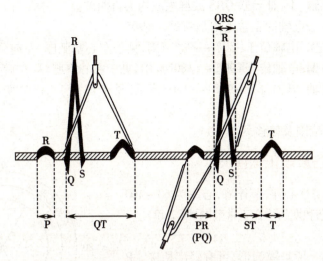

图 7-9 心电图各波段时间测量方法示意图

即可计算出心室(或心房)率。心率计算公式:心率=60/RR(或 PP)间期,例如 RR 间期为 0.8 秒,则心率为 60/0.8=75 次/分。

2. 心律不规则

(1) 连续计数 30 个大格(共 6 秒)内的 QRS 波群或 P 波数,然后乘以 10。

(2) 测量同一导联连续 5 个以上 RR(或 PP)间期,取其平均值,代入上述公式,计算出心率。

(五) 心电轴的测量

心电轴一般指平均 QRS 心电轴,一般采用心电轴与 I 导联正侧段之间的角度来表示平均心电轴的偏移方向。

1. 测定方法 常用的方法有目测法、作图法和查表法。目测法简单实用,根据 I、Ⅲ 导联 QRS 波群的主波方向,估测电轴是否发生偏移(图 7-10)。

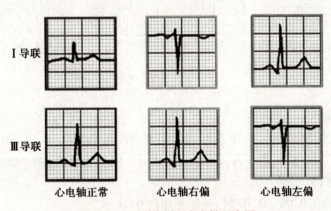

图 7-10 目测法判断心电轴示意图

(1) 电轴不偏:I、Ⅲ 导联 QRS 波群主波均为正向波。

(2) 电轴右偏:I 导联出现较深的负向波,Ⅲ 导联主波为正向波。

(3) 电轴左偏:I 导联主波为正向波,Ⅲ 导联较深的负向波。

（4）不确定电轴：Ⅰ、Ⅲ导联QRS波群主波均为负向波。

2. 临床意义　心电轴的正常范围是−30°～+90°。

（1）心电轴左偏：电轴位于−30°～−90°范围，见于左心室肥厚、左前分支阻滞等。

（2）心电轴右偏：电轴位于+90°～+180°范围，见于右心室肥厚、左后分支阻滞等。

（3）不确定电轴：电轴位于−90°～−180°范围，见于正常人（正常变异）、肺心病、冠心病等。

心电轴的正常范围及偏移见图7-11。

二、心电图各波段正常值

正常心电图为窦性心律，节律齐，心率为60～100次/分，各波段的形态和期间均在正常范围（图7-12）。

（一）P波

1. 形态　P波一般呈钝圆形，可有轻度切迹。P波方向在Ⅰ、Ⅱ、aVF、V_4～V_6导联向上，aVR导联向下，其余导联呈双向、倒置或低平。

2. 时间　一般<0.12秒。

3. 振幅　肢体导联一般<0.25mV，胸导联一般<0.2mV。

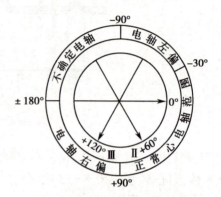

图7-11　心电轴的正常范围及偏移

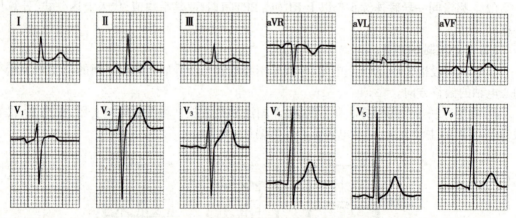

图7-12　正常心电图

（二）PR间期

PR间期与心率快慢有关，心率在正常范围时，PR间期为0.12～0.20秒。幼儿及心动过速者，PR间期相应缩短。老年人及心动过缓者，PR间期略延长，但一般不超过0.22秒。

（三）QRS波群

1. 时间　多数在0.06～0.10秒，一般不超过0.11秒。

2. 形态

（1）肢体导联：一般Ⅰ、Ⅱ导联的QRS波群主波向上，aVR导联QRS波群主波向下。

（2）胸导联：一般R波自V_1～V_5逐渐增高，S波自V_2～V_6逐渐变浅。其中V_1、V_2导联多呈rS形，R/S<1；V_5、V_6导联QRS波群呈qR、qRs、Rs或R形，R/S>1；V_3、V_4导联多呈RS

形,R/S≈1。

3. 振幅

（1）肢体导联：$R_I<1.5mV$，$R_{aVR}<0.5mV$，$R_{aVL}<1.2mV$，$R_{aVF}<2.0mV$。

（2）胸导联：$R_{V1}<1.0mV$，$R_{V5}<2.5mV$，$R_{V1}+S_{V5}<1.2mV$，$R_{V5}+S_{V1}<4.0mV$（男）或3.5mV（女）。

六个肢体导联的QRS波群振幅一般不应都小于0.5mV，六个胸导联的QRS波群振幅一般不应都小于0.8mV，否则称为低电压。

4. Q波　除aVR导联外，一般Q波时间<0.04秒，振幅不超过同导联R波振幅的1/4，V_1、V_2导联不应出现Q波，偶见QS波。V_5、V_6导联常有正常Q波。

（四）ST段

ST段多为一等电位线，可有轻微的偏移。ST段下移在任何导联中一般不超过0.05mV。ST段抬高在$V_4\sim V_6$导联和肢体导联均不应超过0.1mV，在V_1、V_2导联一般不超过0.3mV，在V_3导联一般不超过0.5mV。

（五）T波

1. 形态　形态圆钝，两肢不对称，前肢斜度较平缓、后肢斜度较陡。

2. 方向　多与QRS波群主波方向一致，T波在I、II、$V_4\sim V_6$导联向上，aVR导联向下，其他导联向上、向下或双向。

3. 振幅　在以R波为主的导联中，T波振幅一般不低于同导联R波的1/10。胸导联T波有时可达$1.2\sim1.5mV$。

（六）QT间期

QT间期的长短与心率快慢密切相关。心率快，则QT间期缩短；心率慢，则QT间期延长。心率在$60\sim100$次／分时，QT间期的范围在$0.32\sim0.44$秒。

（七）U波

在T波之后$0.02\sim0.04$秒出现，振幅很低小，方向多与T波相同。以$V_2\sim V_3$导联T波较明显。

三、心电图的分析方法与临床应用

（一）分析方法

1. 一般浏览　按顺序摆放好心电图，首先全面浏览，观察导联是否接错、基线是否稳定、确认定准电压和走纸速度等。

2. 判断心律　根据P波的有无、形态、方向及与QRS波群的关系，确定主导心律是否为窦性心律。若是异位心律，应分析其类型。

3. 计算心率　测量RR（或PP）间距，代入公式计算心率。

4. 判定心电轴　根据I、III导联QRS波群的主波方向，判断电轴是否发生偏移。必要时也可用作图法或查表法，确定心电轴度数。

5. 观察和测量　观察P波、QRS波群、T波的形态和方向，并测量其时间及振幅；测量PR间期、QT间期的时间；观察ST段是否移位，并测量偏移程度。

6. 作出诊断　阅读申请单，根据受检者年龄、性别、症状及体征，结合心电图资料，综合分析作出心电图诊断。

（二）临床应用

1. 对各种心律失常病人,心电图检查有确诊价值。

2. 为诊断心肌梗死的性质、部位和分期,提供可靠依据。

3. 能反映心房、心室肥大的情况。但其他原因也可引起类似的心电图改变,当左、右心室均发生肥大时,心电图可表现为"正常"。

4. 对心肌受损与心肌缺血、药物作用和电解质紊乱者,可以协助诊断。

5. 广泛应用于手术麻醉及各种危重病人的病情监测。

第三节　常见异常心电图

一、房室肥大

（一）心房肥大

1. 右心房肥大　心电图主要表现为心房除极波振幅增高(图 7-13)。

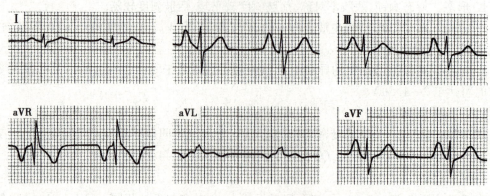

图 7-13　右心房肥大心电图

（1）P 波高尖,振幅≥0.25mV,以Ⅱ、Ⅲ、aVF 导联最为突出,又称为"肺型 P 波"。

（2）V_1 导联 P 波直立时,振幅≥0.15mV,如 P 波呈双向时,则振幅的算术和≥0.20mV。

（3）P 波时间正常。

2. 左心房肥大　心电图主要表现为心房除极时间延长(图 7-14)。

（1）P 波增宽,时间≥0.12 秒,常呈双峰型,两峰间距≥0.04 秒,以Ⅰ、Ⅱ、aVL 导联明显,又称为"二尖瓣型 P 波"。

（2）V_1 导联 P 波常呈先正后负的双向波,P 波终末电势(Ptf_{V_1})的绝对值≥0.04mm·s。

3. 双侧心房肥大　心电图特征为:

（1）P 波高大、增宽,时间≥0.12 秒,振幅≥0.25mV。

（2）V_1 导联 P 波高大呈双向,振幅超过正常范围。

（二）心室肥厚

1. 左心室肥厚　心电图特征(图 7-15)。

（1）QRS 波群电压增高:①胸导联:R_{V5} 或 R_{V6}>2.5mV;R_{V5}+S_{V1}>4.0mV(男)或>3.5mV(女)。②肢体导联:R_I>1.5mV;R_{aVL}>1.2mV;R_{aVF}>2.0mV;R_I+R_{III}>2.5mV。

（2）心电轴左偏。

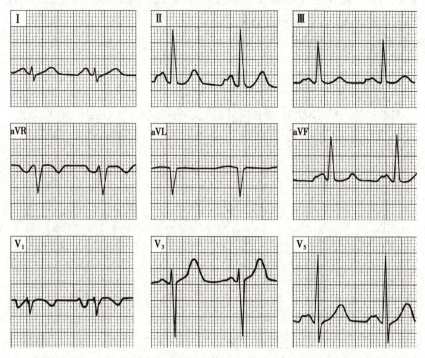

图 7-14　左心房肥大心电图

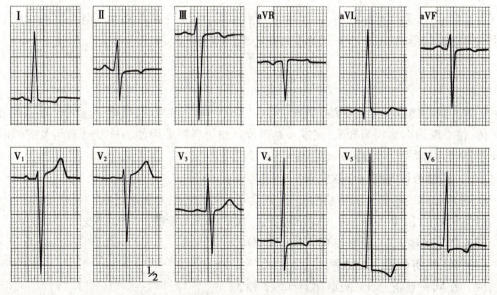

图 7-15　左心室肥大心电图

（3）QRS 波群时间延长：0.10~0.11 秒，一般仍<0.12 秒。

（4）ST-T 改变：以 R 波为主的导联（如 V_5、V_6 导联），ST 段可呈下斜型压低>0.05mV，T 波低平、双向或倒置；在以 S 波为主的导联（如 V_1 导联）则可见直立的 T 波。此 ST-T 改变多为继发性改变，亦可同时伴心肌缺血。

上述标准中,以左心室电压增高意义最大,尤其是反映左胸导联的电压增高。符合上述条件越多、超过正常值越大,诊断可靠性越大。

2. 右心室肥厚 心电图特征(图7-16)。

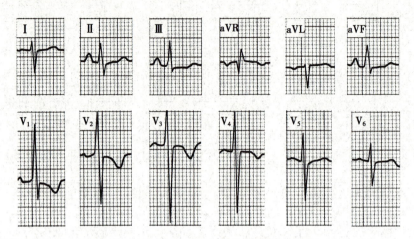

图7-16 右心室肥大心电图

(1)QRS波群电压增高:V_1导联R/S≥1,V_5导联R/S≤1或S波比正常加深,aVR导联以R波为主,呈R/S≥1或R/q。$R_{V1}+S_{V5}>1.05mV$(重症>1.2mV);$R_{aVR}>0.5mV$。

(2)心电轴右偏≥+90°。

(3)ST-T改变:右胸导联(V_1、V_2)ST段压低,T波倒置,属于继发性ST-T改变。

上述标准中,阳性指标越多,且超过正常值越大,诊断可靠性越大。但心电图判断右心室肥大敏感性较低,轻度右心室肥大不易在心电图中表现出来。

二、心律失常

正常心脏起搏点位于窦房结,窦房结按一定的频率发出冲动,并按一定的传导速度和顺序下传,使心脏协调地收缩舒张,完成泵血功能。由于各种原因使心脏激动的起源或(和)传导异常,称为心律失常(cardiac arrhythmias)。

(一)窦性心律与窦性心律失常

1. 窦性心律 起源于窦房结的心律,称为窦性心律。心电图特征为:

(1)P波在Ⅰ、Ⅱ、aVF、$V_4 \sim V_6$导联直立,在aVR导联倒置。

(2)P波规律出现,频率在60~100次/分。

(3)PR间期0.12~0.20秒。

(4)在同一导联上,PP间期相差<0.12秒。

2. 窦性心动过速 心电图特征为成人窦性心律的频率>100次/分(图7-17)。

3. 窦性心动过缓 心电图特征为成人窦性心律的频率<60次/分(图7-18)。

4. 窦性心律不齐 心电图特征为:窦性心律快慢不等,在同一导联上,PP间期相差>0.12秒(图7-19)。

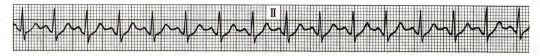

图 7-17　窦性心动过速心电图

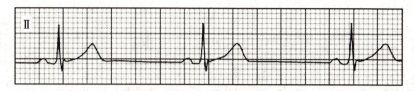

图 7-18　窦性心动过缓心电图

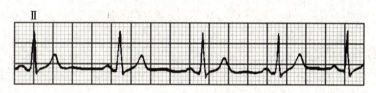

图 7-19　窦性心律不齐心电图

（二）期前收缩

期前收缩是起源于窦房结以外的异位起搏点提前发出的激动,又称为过早搏动,为最常见的心律失常。根据异位起搏点的位置,分为房性、交界性及室性期前收缩,其中以室性期前收缩最常见。期前收缩出现的频度>5 次/分,称为频发性期前收缩。期前收缩与窦性心搏交替出现,为二联律;每两个窦性心搏后出现一次期前收缩,为三联律。

1. 室性期前收缩　心电图特征:①期前出现的 QRS-T 波,其前无相应的 P 波。②QRS 波群宽大畸形,时间>0.12 秒,T 波与 QRS 波群主波方向相反。③多为完全性代偿间歇(即期前收缩前后的两个窦性 P 波间距等于正常 PP 间距的两倍)(图 7-20)。

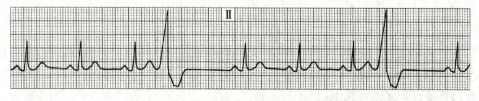

图 7-20　室性期前收缩心电图

2. 房性期前收缩　心电图特征:①期前出现的异位 P′波,其形态与窦性 P 波略不同。②P′R 间期>0.12 秒。③期前出现的 QRS-T 波,其形态基本正常。④多为不完全性代偿间歇(即期前收缩前后两个窦性 P 波间距小于正常 PP 间距的两倍)(图 7-21)。

3. 交界性期前收缩　心电图特征:①逆行 P′波,可出现于 QRS 波群之前(P′R 间期<0.12 秒)、之后(RP′间期<0.20 秒)、与 QRS 波群相重叠(P′波不易辨认)。②期前出现的 QRS-T 波,其形态基本正常。③多为完全性代偿间歇(图 7-22)。

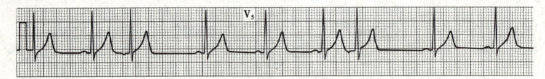

图 7-21　房性期前收缩心电图

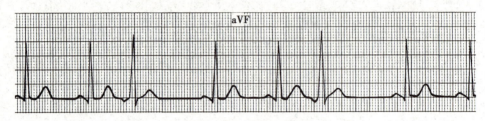

图 7-22　交界性期前收缩心电图

（三）异位性心动过速

异位性心动过速是连续出现 3 次或 3 次以上的期前收缩。根据异位节律点发生的部位,可分为室上性心动过速、室性心动过速。

1. 阵发性室上性心动过速　突然发作、突然停止,心电图特征:①连续 3 个或以上快速均齐的 QRS 波群,形态及时间正常。②频率一般在 160～250 次/分,节律规则。③P′波不易辨认(图 7-23)。

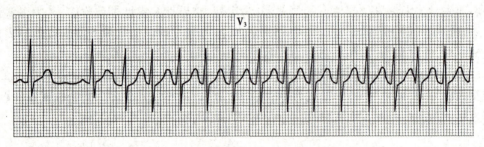

图 7-23　阵发性室上性心动过速心电图

2. 室性心动过速　心电图特征:①连续 3 个或以上宽大畸形的 QRS 波群,时间>0.12秒。②频率多在 140～200 次/分,节律可稍不齐。③常无 P 波,如发现 P 波,其频率慢于 QRS 波群频率,PR 无固定关系(图 7-24)。

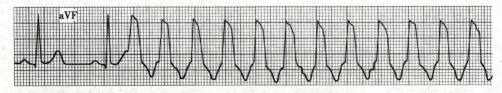

图 7-24　室性心动过速心电图

（四）心房颤动与心室颤动

1. 心房颤动　心房异位心律使心房呈极快速而不规则的乱颤状态。心电图特征：①P波消失，代之以大小、形状、间距均不等的心房颤动波（f 波），以 V_1 导联最明显。②房颤波的频率为 350～600 次/分。③RR 间期绝对不规则。⑤QRS 波形态和时间大多正常（图 7-25）。

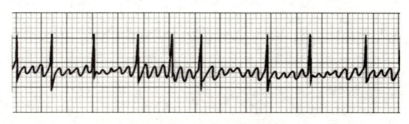

图 7-25　心房颤动心电图

2. 心室颤动　由于心脏出现多灶性局部兴奋，以致完全丧失排血功能。为心脏停搏前的短暂征象，是极严重的致死性心律失常。心电图特征：①P、QRS 与 T 波完全消失。②出现大小不等、极不匀齐的低小波，频率为 200～500 次/分（图 7-26）。

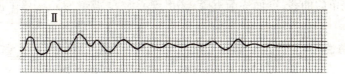

图 7-26　心室颤动心电图

三、心肌梗死

心肌梗死（myocardial infarction）多由冠状动脉粥样硬化引起，因冠状动脉发生完全性或不完全性闭塞，使冠状动脉供血急剧减少或中断，导致相应区域心肌急性缺血甚至坏死。心电图的特征性改变对诊断心肌梗死、判断病情及确定治疗方案具有重要价值。

（一）心肌梗死的基本图形

冠状动脉发生闭塞后，随着时间的推移，在心电图上可先后出现心肌缺血（T 波高耸或倒置）、损伤（ST 段抬高，并与高耸的 T 波相连，形成弓背向上的单向曲线）和坏死（异常 Q 波或 QS 波）3 种图形（图 7-27）。若上述 3 种改变同时存在，则心肌梗死的诊断基本确立。

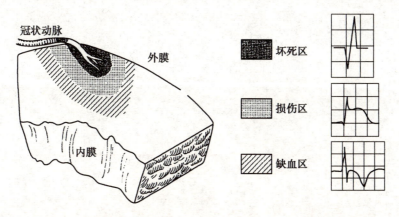

图 7-27　心肌梗死病变的分布及相应的坏死、损伤、缺血综合图形

（二）心肌梗死的图形演变及分期

根据心电图图形的演变过程和时间,分为超急性期、急性期、近期和陈旧期(图 7-28)。

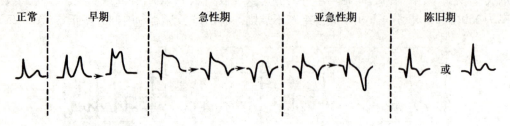

正常　早期　急性期　亚急性期　陈旧期

图 7-28　心肌梗死的演变过程及分期

1. 超急性期　急性心肌梗死发生数分钟至数小时。心电图表现:①首先出现高大的 T 波;②之后 ST 段呈上斜型抬高,与高而直立的 T 波相连;③尚未出现异常 Q 波。

2. 急性期　急性心肌梗死后数小时至数周。心电图呈动态演变过程:①ST 段呈弓背向上抬高,常可形成单向曲线,继而逐渐下降;②出现异常 Q 波或 QS 波;③T 波由直立开始倒置,并逐渐加深。

3. 近期(亚急性期)　急性心肌梗死后数周至数月。心电图表现:①抬高的 ST 段恢复至基线;②缺血型 T 波由倒置较深,逐渐变浅;③坏死型 Q 波持续存在。

4. 陈旧期　急性心肌梗死 3～6 个月之后或更久。心电图表现:①ST 段和 T 波恢复正常,或 T 波持续倒置、低平,恒定不变;②残留坏死型的 Q 波。

（三）心肌梗死的定位诊断

根据心电图坏死型图形(异常 Q 波或 QS 波)出现的导联,判断心肌梗死的部位(表 7-4)。

表 7-4　心肌梗死的定位诊断

梗死部位	梗死图形出现的导联											
	I	II	III	aVR	aVL	aVF	V_1	V_2	V_3	V_4	V_5	V_6
前间壁							+	+	±			
前壁									+	+	±	
前侧壁										±	+	+
高侧壁	+				+							
广泛前壁	±				±		+	+	+	+	+	+
下壁		+	+			+						

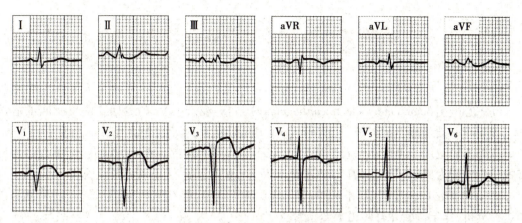

图7-29 急性前间壁心肌梗死

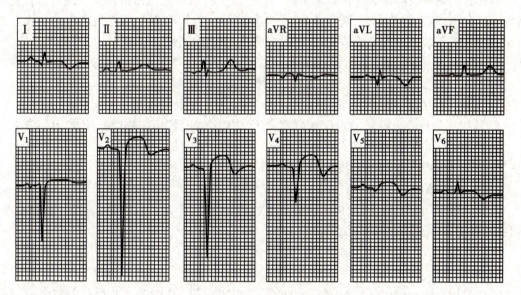

图7-30 急性广泛前壁心肌梗死

 临床应用

危险性的心律失常

具有危险性的心律失常包括：

1. 可使心室丧失排血功能,最危急的心律失常是心室颤动。

2. 随时有猝死危险的严重心律失常：①室性心动过速。②三度房室传导阻滞,心率<40 次/分钟。

3. 具有潜在危险性的心律失常：①频发性、多源性、成对的、呈 R on T 现象的室性期前收缩。②快速心房颤动。③二度房室传导阻滞。④阵发性室上性心动过速。

第四节 动态心电图与心电监护

一、动态心电图

动态心电图（ambulatory electrocardiography）是指连续记录 24 小时或更长时间的心电图。该项检查技术最先由美国学者 Norman J. Holter 发明,因而又称为 Holter 监测。

国外上世纪八十年代动态心电图已在临床广泛应用,国内近些年发展迅速,其仪器由磁带式记录发展为固态式记录、闪光卡记录,由单导、双导发展为 12 导联全记录。可连续记录24 小时心电活动的全过程,及不同情况下的心电图资料,能在短时间内对记录的全部心电图进行分析,作出诊断并打印出书面报告。

（一）临床应用

动态心电图可获得受检者在日常生活状态下,连续长时间记录的心电图资料,结合受检者的生活日志,能了解其症状、服用药物、身体和精神状态等与心电图变化之间的关系。具有常规心电图等其他检查不能替代的价值,临床应用范围广泛。

1. 可确定病人的心悸、头晕、昏厥等症状是否与心律失常有关。
2. 能捕捉阵发性心律失常、判断其类型、评价抗心律失常药物的疗效。
3. 发现猝死的潜在危险因素,如室性心动过速,有助于及时救治。
4. 常用于各种心脏疾病,如冠心病心肌梗死,协助诊断、评价药物疗效及预后的评估。
5. 检测人工心脏起搏器病人心电图变化,了解有无心律失常的发生。
6. 可用于医学科学研究和流行病学调查等。

（二）注意事项

日常起居应与平时一样,受检者应做适量运动;皮肤宜干燥不宜潮湿;检查日不能洗澡、避免出汗;远离电磁场,尽量避免干扰。

二、心电监护

心电监护（electrocardiograph monitoring）是通过显示屏,显示连续波形和参数数值以准确评估病人当时的身体状态,能及时发现病人的心电活动异常,为治疗及抢救重危病人,如急性心肌梗死、心律失常等,提供可靠的有价值的心电活动指标。

（一）临床应用

心电监护系统可以连续实时观察并分析心脏电活动情况,对多种心血管病、危重症病情检测有重要临床价值。

1. 对危重症病人心电监护,如急性心肌梗死、心力衰竭、心源性休克等。
2. 用于心律失常高危病人,可发现严重心律失常、预防猝死和指导治疗。
3. 用于安置人工心脏起搏器术后、心脏大手术后病人的病情检测。
4. 用于某些疾病诊疗操作,如气管插管、心导管检查。

边学边练

实践八 心电图描记及图形分析

（二）注意事项

将导联线上的衣襟夹夹在病床,固定好。对于躁动病人,应当固定好电极和导线,避免

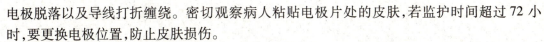

电极脱落以及导线打折缠绕。密切观察病人粘贴电极片处的皮肤,若监护时间超过 72 小时,要更换电极位置,防止皮肤损伤。

(刘素碧)

 思考题

1. 杨女士,55 岁,因反复活动后心累气促 10 年,加重伴心悸 1 天入院就诊。既往有风湿性心脏瓣膜病。护理查体:脉率 103 次/分,心率 119 次/分,心律不齐,心音强弱不等,可闻及心脏杂音。

请问:

(1) 如果为杨女士做心电图检查,V_4 导联的位置在哪里?

(2) 心电图检查:窦性 P 消失,代之以大小、形态及节律不齐的 f 波,RR 间隔完全不规则,杨女士出现的心律失常可能是什么类型?

2. 病人,女性,72 岁,出现心前区压榨性疼痛 2 小时,护理查体:血压下降,心率 160 次/分。心电图显示:QRS 波群宽大畸形,QRS 时限>0.12 秒,RR 间期不绝对相等,刺激迷走神经时心率无变化。

请问:

(1) 该病人出现的心律失常可能是什么类型?

(2) 若病人突然意识丧失,大动脉搏动消失,心电监护仪显示:完全不规则的波浪状曲线,且 QRS 波与 T 波消失。该病人可能出现了什么紧急情况?

第八章 影像学检查

学习目标

1. 具有指导病人正确选择影像学检查的能力。
2. 掌握常用影像学检查的护理
3. 熟悉常用影像学检查的内容和临床意义
4. 了解常用影像学检查应用于临床的原理。
5. 能对常用影像学检查做好相应的护理。

工作情景与任务

导入情景：

李大爷,76 岁,近 3 个月进行性吞咽困难,准备行消化道钡餐检查。李大爷来到放射科预约检查,护士小张接待。

工作任务：

指导李大爷做好检查前准备。

1895 年德国物理学家伦琴发现了 X 线,1896 年 X 线被应用于医学领域,奠定了医学影像学的基础,影像学检查目前已发展为一门独立的临床学科。影像学检查包括 X 线检查、计算机体层成像检查、磁共振成像检查、核医学检查及超声波检查。

第一节 X 线检查

一、X 线检查的基本原理

（一）X 线的特性

X 线是由高速运行的自由电子群撞击钨靶产生的电磁波,其波长较短。因其具备 4 个特性:①穿透性:是 X 线成像基础;②荧光效应:是 X 线透视检查基础;③摄片效应:是 X 线摄片检查的基础;④电离生物效应:是放射治疗及防护的基础。

（二）X 线成像基本原理

1. 自然对比　当 X 线穿透人体不同组织结构时,密度高、组织厚的部分吸收的 X 线量多;密度低、组织薄的部分吸收的 X 线量少,从而使到达荧光屏或胶片上的 X 线量出现差异,形成明亮或者黑白对比不同的影像,这种人体本身存在的对比称为自然对比(表 8-1)。

表 8-1   人体组织密度与 X 线阴影的关系

组织结构	密度	X 线影像	
		透视	摄片
骨骼、钙化组织	高	暗	白
软组织、液体	中	较暗	灰白
脂肪组织	较低	较亮	灰黑
含气组织	低	亮	黑

2. 人工对比   人体内有些组织或器官如腹腔脏器、肌肉、血管等,缺乏自然对比,人为将某些高密度或低密度物质,引入组织器官内或其周围,造成密度差异,使之形成明显对比而显影,称为人工对比,即造影检查,引入的对比剂即造影剂。

二、X 线检查的方法

(一) 普通检查

1. 透视   适用于胸部检查及胃肠道的造影检查。优点是简便、价格低廉、快速、灵活,可多方位观察器官的形态和动态变化。缺点是影像对比度和清晰度低,细微结构不易显示,检查部位局限,缺乏图像记录保存,不利于复查对比,长时间检查对机体有一定损害。

2. 摄片   主要用于胸部、腹部、头颅、骨盆及脊椎的检查。优点是影像对比度及清晰度均较好,可作为客观记录留存,便于分析、对比、集体讨论和复查比较。缺点是检查范围受胶片大小限制,瞬时影像,难以了解动态功能的改变。

3. 数字 X 线成像(DR)   将普通 X 线设备与电子计算机结合,由模拟成像变为数字成像的技术。DR 成像效果优于传统成像,尚可将图像信息存储或远程传输,利于远程会诊。

(二) 造影检查

造影检查是将造影剂引入器官内或其周围,以显示其形态和功能的方法。常用的造影剂有①高密度造影剂:如钡剂、碘剂,多用于消化道造影、心血管造影、胆道造影、静脉尿路造影等。②低密度造影剂:如氧气、空气和二氧化碳,多用于腹腔、脑室、关节腔造影等。

三、X 线检查的护理

(一) 普通检查

检查前应向被评估者说明检查目的、方法、注意事项;腹部摄片前应清洁肠道(急腹症除外),以免气体或粪便影响摄片质量;创伤病人摄片时,尽量减少搬动;危重病人摄片须有医护人员的监护。

（二）造影检查

除按照常规 X 线检查做好准备,应根据造影检查方法和目的不同,做好相关护理。

1. 钡剂造影

（1）上消化道造影:前 3 天禁止服用能影响胃肠蠕动及阻碍 X 线穿透(如钙剂、铁剂、铋剂)的制剂;前一天少渣饮食,禁食、禁水 12 小时;无禁忌证者肌内注射抗胆碱能药物,以利于胃肠黏膜皱襞细微结构及微小病变显影更清晰;为缩短显影时间,可口服多潘立酮或肌内注射新斯的明;有胃肠穿孔或肠梗阻征兆者禁止造影,胃肠道出血者应在出血停止后 10 ~ 15 天造影。

（2）结肠造影:前 2 天无渣饮食,遵医嘱服用硫酸镁或甘露醇等泻剂,清洁肠道;前 24 小时内禁服能影响胃肠蠕动及影响 X 线显影的制剂;忌用清洁剂清理肠道,防止影响钡剂的充盈;钡剂应加热到与体温接近;便失禁者应使用气囊导管,以防钡剂溢出。

2. 碘剂造影

（1）一般护理:①造影前了解被评估者有无药物及造影检查的禁忌证,如过敏体质、严重心肾疾病等;检查前向被评估者说明检查的目的、方法、注意事项、不良反应,以取得合作;检查前嘱被评估者大量饮水,做碘过敏试验,签署"碘对比剂使用知情同意书";甲状腺功能亢进症者不宜做碘剂造影检查;预防碘对比剂不良反应,尽可能使用非离子造影剂,但糖尿病病人造影前 48 小时应停用双胍类药物;常规准备抢救用品及药物。②造影后留院观察至少 30 分钟,高危病人延长观察时间;分级处理碘对比剂不良反应。

（2）特殊护理:因造影部位不同,除造影检查的一般护理外,尚需注意不同部位的特殊护理。①静脉肾盂造影:检查当天空腹,检查前限制饮水 6 小时,排空膀胱。②支气管造影:痰多者检查前 3 天,每天体位引流并服用祛痰剂排痰;高度紧张者,检查前 1 小时服少量镇静剂。③心血管造影:检查前 1 天,穿刺部位备皮;检查前禁食 6 小时以上,连接心电监护仪,备齐抢救设备及药品,指导被评估者学会做检查配合动作,如深吸气、憋气、用力咳嗽等。④子宫输卵管造影:造影时间应在月经净后 3 ~ 7 天,前 3 天禁止性接触;前一晚服泻药导泻或进行清洁灌肠;检查前排空膀胱、备皮及冲洗阴道。⑤脑血管造影:检查前测定出、凝血时间;检查前禁食 4 ~ 6 小时;穿刺部位常规备皮;检查前半小时肌内注射苯巴比妥 0.1g,皮下注射阿托品 0.5mg。

 护理警示

碘对比剂血管外渗的识别及处理

碘对比剂外渗早期表现为局部皮肤红、肿、热、痛及红斑,如不能及时识别处理,短时间内红肿迅速扩大,受损皮肤出现水疱、溃疡及坏死,远端肢体感觉异常,严重者发生筋膜综合征。病人出现血管外渗时,千万不要紧张,按下列程序紧急处理:

1. 立即停止注射,局部冰敷。拔针前尽可能回抽外渗液体。

2. 地塞米松或利多卡因局部湿敷,或透明质酸酶局部注射。

3. 48 小时内患肢抬高与心脏平面之上。

4. 密切观察 2 ~ 4 小时,联系医师会诊。

5. X 线拍片监测外渗,留院观察 24 小时。

四、X 线检查的临床应用

（一）肺部常见病变的 X 线表现

（1）肺气肿：X 线表现为两肺透亮度增加，膈下降，动度明显减弱（图 8-1），常有肺大泡出现，肺纹理稀疏、变细、变直等。

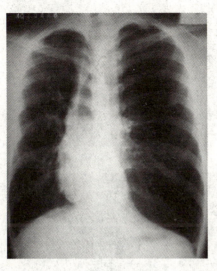

图 8-1　肺气肿

（2）大叶性肺炎：X 线表现为片状致密影，边缘模糊（图 8-2）。

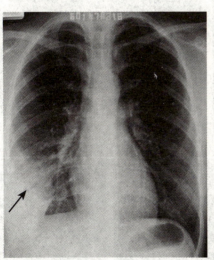 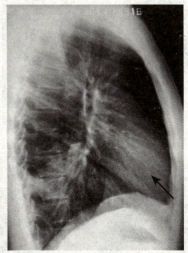

图 8-2　大叶性肺炎

（3）肺恶性肿瘤：X 线表现为块状高密度影，边缘不规则，呈分叶状或毛刺状（图 8-3）。

（4）胸腔积液：少量积液时（250ml 左右），肋膈角变钝，变浅或变平；中等量积液时，中下肺野呈大片致密影，上缘较淡，呈外高内低的弧形凹面。大量积液患侧肺野呈大片致密影，仅在肺尖部可见透明影。常有纵隔向健侧移位，肋间隙增宽及膈肌下移等（图 8-4）。

（5）气胸：X 线表现为肺与胸壁之间出现透亮区，无肺纹理。被压缩的肺组织向肺门萎缩，边缘呈细线状致密影，纵隔向健侧移位，肋间隙增宽（图 8-5）。

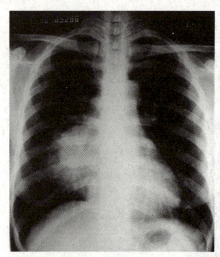
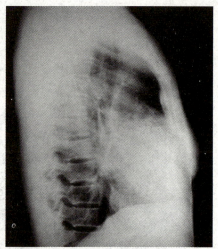

中心型肺癌

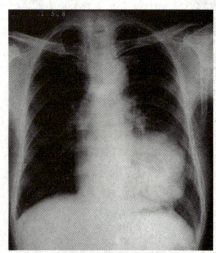
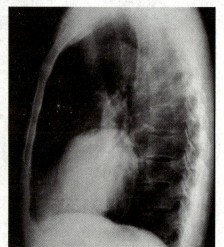

外周型肺癌

图 8-3 肺恶性肿瘤

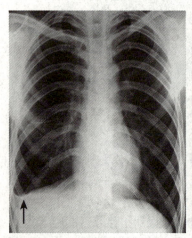
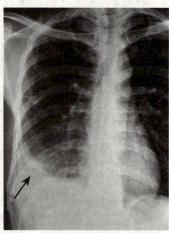
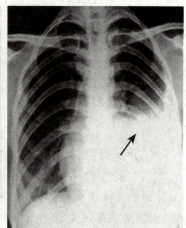

少量积液　　　　　　　　　　中等量积液　　　　　　　　　　大量积液

图 8-4 胸腔积液

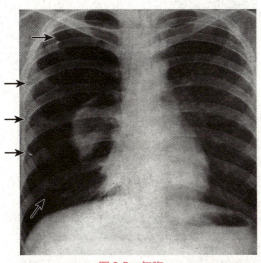

图8-5　气胸

（二）心脏形态改变的 X 线表现

后前位摄片，二尖瓣型心，心影呈"梨形"；主动脉型心，心影呈"靴形"；普大型，心影较均匀的向两侧增大（图8-6）。

（三）消化系统常见病变的 X 线表现

1. 消化性溃疡　胃肠壁被破坏，造影剂填充后的影像称为龛影，是溃疡病 X 线表现的直接征象（图8-7）。

2. 食管肿瘤　食管内肿瘤的侵袭，造影剂无法充盈而形成的影像缺损称为充盈缺损（图8-8）。

（四）骨折的 X 线表现

骨折的 X 线表现为不规则的透明线，严重者可见骨骼弯曲变形（图8-9）。

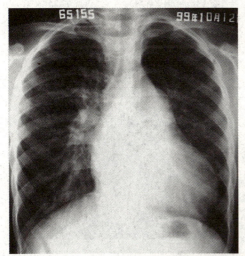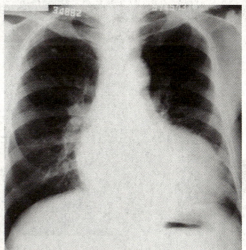

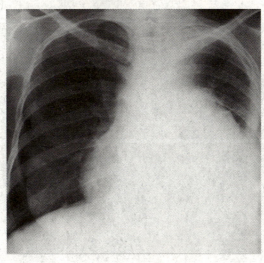

图8-6　心脏形态异常

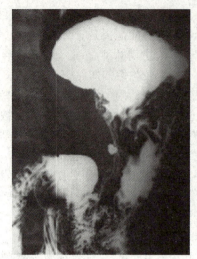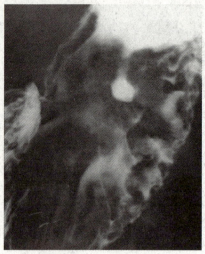

图 8-7　消化道的龛影

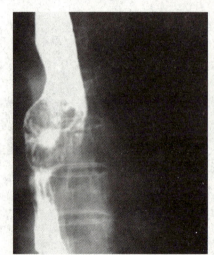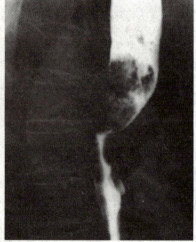

图 8-8　消化道的充盈缺损

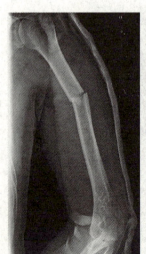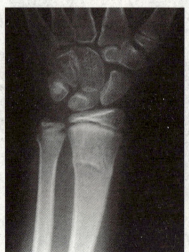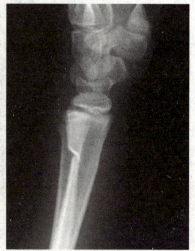

图 8-9　骨折

第二节 超声检查

超声波是指振动频率在 20 000 赫兹(Hz)以上,超过人耳听觉阈值上限的声波。超声成像是利用超声波的物理特性和人体器官组织声学特性相互作用后产生一系列信息,信息转变为图形、曲线等数据,进行疾病诊断的一种非创伤性的检查方法。超声检查实时、快捷、准确、方便,无损伤、无痛苦、无辐射。

一、超声的基本知识

(一) 超声的物理特性

超声的物理特性包括①束射性及指向性;②反射、折射、散射;③吸收与衰减;④分辨力与穿透力;⑤多普勒效应。

(二) 超声的生物效应

超声波在人体中传播,其能量达到一定剂量时,能引起人体组织发生功能或器质性变化,称为超声波的生物效应,包括热效应、机械效应、空化效应。

(三) 超声图像特点

按照人体组织声阻抗及声阻抗差的大小,将人体组织分为 4 种类型(表 8-2)。

表 8-2 人体组织器官声学类型

二维超声图像特点	组 织 器 官
无回声	胆汁、尿液、血液、羊水等液体
等回声	肝、脾、心肌、心瓣膜等基本均质的实质器官
高回声	血管壁、心外膜、器官包膜等
强回声	结石,骨骼,肺、胃肠道等含气组织

(四) 超声检查的设备类型

A 型、M 型、B 型、D 型四种检查方法。目前临床常用 B 型、D 型。B 型超声广泛应用于循环系统、消化系统、泌尿系统及妇产科疾病的诊断。D 型超声分为频谱多普勒和彩色多普勒血流显像(CDFI),CDFI 不仅能清晰显示心脏大血管的形态结构,尚可直观形象地显现血流方向、速度、性质、分布范围、有无反流及异常反流等。

二、超声检查的护理

1. 腹腔脏器

(1) 肝、胆囊、胆道、胰腺检查:必须空腹,前一晚餐不进油腻食物,晚餐后禁食;检查前排空肠道,便秘或肠胀气者,前一晚腹泻药。必要时饮水 400～500ml 让胃充盈形成透声窗,使胰腺及腹部血管显影更加清晰。

(2) 胃肠检查:检查前饮水或服造影剂,口服甘露醇清洁肠道。

2. 盆腔脏器

(1) 早孕、妇科、膀胱及前列腺检查:检查前 2 小时饮水 400～500ml,使膀胱充盈形成透声窗。

(2) 经阴道超声检查:检查前排空膀胱,接受检查者应为已婚,非月经期。

3. 经食管超声心动图检查:检查前签署知情同意书,检查前禁饮>8小时,检查后2小时禁饮。

4. 婴幼儿或不能合作的被评估者给予水合氯醛灌肠,待其安静或入睡后开始检查。

三、超声检查的临床应用

通过超声检查可以了解某些脏器的形态、大小及结构;测定心功能;检测血流;监测胎儿生长发育;确定某些占位病变的物理性质;检查有无积液,健康体检等。

(一) 正常早孕的超声声像图特点

孕妇在孕第5周宫腔内可出现妊娠囊。妊娠囊在超声下为宫腔内圆形或椭圆形的双环影光环,内部是无回声区;到孕第6周可出现卵黄囊回声区,可见胚芽和原始心管搏动(图8-10)。

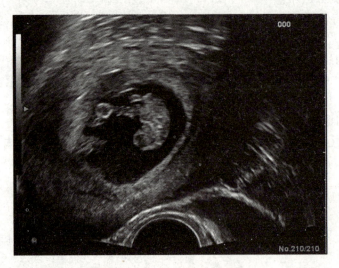

图 8-10　宫内早孕超声声像图

(二) 宫外孕超声声像图特点

附件区混合型包块,形态不规整,边界不清,典型病人无回声区内可见到卵黄囊、胚芽、原始心管搏动等(8-11)。

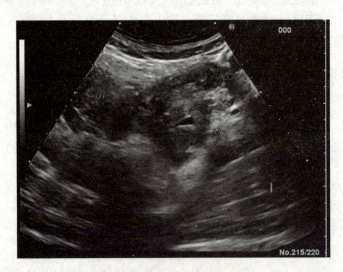

图 8-11　宫外孕超声声像图

第三节 其他影像学检查

一、电子计算机体层成像检查

电子计算机体层成像（CT）是利用电子计算机对人体选定的层面进行扫描，将图像信息经计算机处理而获得重建图像。广泛应用于头颅病变如脑出血（图8-12）、心脏血管病变、胸、腹部及盆腔病变以及骨关节病变的诊断。

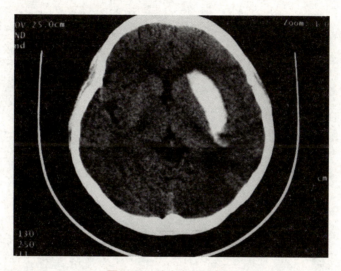

图8-12 脑出血CT表现

二、磁共振成像检查

磁共振成像（MRI）是利用原子核在磁场中所产生的信号经计算机重建的成像技术。MRI对人体没有损伤，对心脏、膀胱、直肠、子宫、阴道、骨、关节、肌肉等部位的检查优于CT。

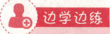 边学边练

实践九 影像学检查见习

（迟玉香）

思考题

刘女士，36岁，反复右上腹疼痛1年，加重伴恶心、呕吐2小时。1年来病人间断出现右上腹疼痛，诊断为胆囊炎，经消炎治疗后好转。2小时前病人因进食油腻食物后，右上腹痛加重，伴恶心，呕吐。现为进一步诊治入院。入院查体：生命体征平稳，右上腹压痛，墨菲征

阳性。医生考虑胆囊炎？胆囊结石？医嘱：上腹部超声检查。

　　请问：

　　1. 病人检查前需做哪些准备？

　　2. 超声提示胆囊腔内强回声，考虑什么疾病？

第九章　健康资料与护理诊断

学习目标

1. 掌握护理诊断的表述及排序。
2. 熟悉护理诊断的类型。
3. 了解健康资料的类型及主要内容。
4. 学会根据健康资料提出护理诊断。

第一节　健　康　资　料

一、健康资料的类型

健康评估所收集的健康资料主要包括被评估者或其家属的主观描述,身体评估、诊断性检查结果、病历资料等。健康资料内容较多,为更好的分析和应用健康资料,可根据不同特点进行分类。

（一）主观资料与客观资料

1. 主观资料　是通过问诊获得的被评估者或其家属、照顾者对健康状况的主观描述,不能被直接观察。如被评估者的躯体不适、心理感受、患病经过、治疗经历、对健康的认识等。

2. 客观资料　是指通过身体评估、辅助检查等获得与健康有关的结果。

（二）目前资料与既往资料

1. 目前资料　是被评估者目前与健康问题有关的资料,包括被评估者一般资料、现病史、当前检查结果等。

2. 既往资料　是被评估者此次患病以前的与健康有关的资料,包括被评估者既往史、过敏史、生育史、用药史、系统回顾等。

二、健康资料的内容

（一）健康史

健康史包括被评估者目前及以往的健康状况、影响健康状况的相关因素,被评估者对自己身体和心理的认识和反应。与医疗病史不同的是,护理人员更关注被评估者对健康状况的认知及对疾病所带来的身体、心理变化和反应。

（二）身体评估

身体评估是护理人员通过自己的感觉器官所感觉到的或借助简单工具如听诊器、血压计、体温计等对被评估者进行系统检查，从而获得正常或异常资料的一种方法。

（三）辅助检查结果

辅助检查包括实验室检测、心电图检查、影像学检查、内镜检查等。辅助检查结果是健康资料的重要组成部分，对健康评估提供有利支持，是护理诊断的重要依据。在护理记录中应详细记录与疾病有关的辅助检查的阳性结果。

第二节 护 理 诊 断

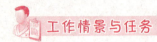
工作情景与任务

导入情景：

病人，女，28 岁，因"发热 17 天，后枕及颈肩痛 14 天，双上肢麻木 10 天"以"脊髓炎入院"。卧床，神清，胸部双乳头平面以下感觉消失，双上肢肌力 4 级，双下肢肌力 0 级。留置尿管，解成形便每 2~3 天 1 次。近几天食欲差，言语少，时有哭泣。

工作任务：

请列出对该病人的主要护理诊断。

一、护理诊断的类型

护理诊断（nurse's diagnosis）是护理人员针对个人、家庭或社区对现存的或潜在的健康问题或生命过程的反应所作的临床判断，既关注护理对象的现存问题，也关注潜在的问题。护理诊断是做出护理计划、实施护理措施的基础和条件。

目前北美护理诊断协会（NANDA）是护理诊断的权威机构，将护理诊断分为：现存性护理诊断、危险性护理诊断、健康促进护理诊断、综合征四种类型，不同类型的护理诊断其组成也不同。

（一）现存性护理诊断

1. 概念　现存性护理诊断是护理人员对个人、家庭或社区已经出现的健康问题或生命过程的反应所做出的临床判断。

2. 组成　现存性护理诊断由名称、定义、诊断依据及相关因素四部分组成。

（1）名称：是对护理对象对正在出现的健康状态或生命过程反应的概括性描述。如失眠、急性疼痛、焦虑、母乳喂养无效、知识缺乏等。一般用受损、缺乏、不足、功能障碍等简明的术语来表达此护理诊断的意义。

（2）定义：是对每一个护理诊断名称的清晰、精确的描述，以此来确定其特征性，与其他护理诊断相鉴别。如"反射性尿失禁"是指个体膀胱充盈到一定限度时，出现不自主的排尿状态；"压力性尿失禁"是指个体腹压增加如咳嗽时，有不自主的少量排尿的状态。二者均为尿失禁，但造成的原因不同，需加以鉴别。

（3）诊断依据：是作出该护理诊断的临床判断标准，来自于健康评估所收集的有关被评估者健康的主客观资料，也可以是危险因素。诊断依据按其重要性可分为主要依据和次要依据两种类型。①主要依据:是指作出某一个护理诊断必须具备的依据。如在"新生儿黄疸"的诊断依据中,足月新生儿血清总胆红素超过 12.9mmol/dl 为主要依据。②次要依据:指对作出该护理诊断有支持作用的依据,但不是必须具备的。如"皮肤、黏膜黄染"对"新生儿黄疸"这一护理诊断而言,具有支持作用,但不是决定作用。

(4)相关因素:是促成护理诊断成立和维持的因素。相关因素可以来自以下几个方面:

1)病理生理因素:如与"有休克的危险"这一护理诊断相关的病理生理为"产后出血"。

2)与治疗有关的因素:如与"卫生自理能力缺陷"这一护理诊断相关的治疗因素可能为"前置胎盘出血需卧床休息"。

3)情境因素:指涉及环境、生活经历、生活习惯、角色改变等方面影响健康的因素,如"高考压力"可能是导致"失眠"这一诊断的相关因素。

4)成熟因素:是指与年龄相关的各个方面,包括生长发育、衰老等带来的生理、心理、认知、情感的状况。如"持家能力障碍"这一护理诊断与成熟有关的因素可能是老年人老化所致的活动、判断能力减退。

护理诊断的相关因素往往是多方面的,一个护理诊断可同时存在多个相关因素。同样的护理诊断,相关因素不同,护理措施也迥然不同,相关因素是制定护理措施的重要依据,因此确定护理诊断的相关因素很重要。

(二)危险性护理诊断

1. 概念 危险性护理诊断是护理人员对一些易感的个人、家庭、社区的健康状况或生命过程可能出现的反应所做出的临床判断。

2. 组成 危险性护理诊断由名称、定义及危险因素三部分组成。

(1)名称:对护理对象可能出现的健康状态或生命过程反应的概括性描述。常以"有……的危险"的形式来表现。如"有自杀的危险"、"有皮肤完整性受损的危险"等。

(2)定义:与现存性护理诊断相同,应清晰、精确的描述某一危险性护理诊断的定义。

(3)危险因素:是确认危险性护理诊断的依据,即导致护理对象、家庭或社区健康状况发生改变的可能性增加的因素。如"长期卧床"是"有便秘的危险"的危险因素。危险性护理诊断要求护理人员应有一定的预见性,适时提出护理诊断,以便制定相应的护理计划,采取切实可行的护理措施。

(三)健康促进护理诊断

1. 概念 健康促进护理诊断是护理人员对个人、家庭、社区具有达到更高健康水平潜能的动机、愿望做出的临床判断。健康性护理诊断常在护理人员为社区健康人群提供服务时采用。

2. 组成 健康性护理诊断只有名称而无相关因素,常以"有……的趋势"的形式来表现,如"有营养改善的趋势"、"有家庭应对增强的趋势"。

(四)综合征

综合征是对一组特定的、同时发生的、最好采用相似护理措施进行干预的现存或有危险的护理诊断的描述。综合征也是仅有名称,如"创伤后综合征"、"迁移应激综合征"。

以上护理诊断以现存性护理诊断和危险性护理诊断最为常用。在日常护理工作中,可以通过护理措施预防处理的问题属于护理诊断,护理工作中常处另一类问题即合作性问题,合作性问题是需要与其他医务人员合作才能解决的。合作性问题的表述有固定格式,即"潜在并发症……",省略的为潜在并发症名称,如"潜在并发症:早产"。书写合作性问题时,注意不能漏掉"潜在并发症",以免与医疗诊断相混淆。对于合作性问题护士应将病情观察、监测作为重点,及时发现问题并与医生合作,共同处理。需要注意的是,不是所有的并发症都是合作性问题。只有护理人员不能独立预防或处理的并发症,才属于合作性问题;通过护理措施预防和处理的并发症,属于护理诊断。

二、护理诊断的表述

护理诊断表述是对被评估者健康状态反应及其相关因素或危险因素的描述。护理诊断的表述主要有三种形式:三部分表述、两部分表述和一部分表述。

(一) 三部分表述

即 PSE 公式表述法,多用于现存性护理诊断,由 P、S、E 三部分组成。P 代表健康问题,即护理诊断的名称;S 代表症状体征,即诊断依据;E 代表相关因素,表述为"与……有关"。

如:"$\underset{P}{\underline{\text{体温过高}}}$:$\underset{S}{\underline{\text{腋温 } 39°C}}$ $\underset{E}{\underline{\text{与肺炎有关}}}$"。

(二) 两部分表述

即 PE 公式表述法,包含护理诊断名称和相关因素。常用于"危险性护理诊断"的表述。

如:"$\underset{P}{\underline{\text{有出血的危险}}}$:$\underset{E}{\underline{\text{与子宫收缩乏力有关}}}$"。

(三) 一部分表述

即 P 表述法,仅包含护理诊断名称,常用于"健康促进护理诊断"的表述。

如:"$\underset{P}{\underline{\text{有睡眠改善的趋势}}}$"。

在护理诊断表述的过程中应注意:①护理诊断的名称应尽量使用 NANDA 认可的,不可随意编造;②一项护理诊断应针对一个健康问题;③诊断依据在表述中应以收集到的症状、体征为主要依据;④相关因素的表述应使用"与……有关"的方式,且相关因素应具体、直接,才能保证制定的护理措施更具有针对性,注意不能将医疗诊断直接作为相关因素;⑤"知识缺乏"的诊断表述方式为"知识缺乏:缺乏……方面的知识";⑥护理诊断既要包含生理、心理、社会方面的问题,体现整体护理的原则,关注现存性护理问题,也要关注有危险的和促进健康方面的护理问题。

三、护理诊断的排序

在临床实践过程中,同一个护理对象同时存在多种健康问题,出现多个护理诊断或合作性问题,护理人员需按照一定的原则进行排序,分清主次,决定优先解决哪些问题,采取哪些护理措施。护理诊断的排序如下:

(一) 首优诊断

首优诊断指威胁被评估者生命安全的,需要护理人员立即采取行动解决的护理诊断或合作性问题,这些诊断往往与呼吸、循环或与生命体征异常有关。如"有自杀的危险、体液不足、清理呼吸道无效、潜在并发症:子痫"等。

(二) 次优诊断

次优诊断指虽然不直接威胁护理对象的生命,但导致其身体严重不适或情绪变化,需要

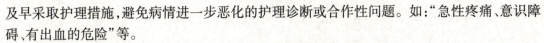

及早采取护理措施,避免病情进一步恶化的护理诊断或合作性问题。如:"急性疼痛、意识障碍、有出血的危险"等。

（三）其他诊断

其他诊断指在安排首优诊断及次优诊断后,可以稍后考虑的护理诊断,这些诊断所需护理措施并不那么及时和必要,在护理工作中可晚些进行。如:"缺乏娱乐活动、知识缺乏、活动无耐力"等。并非这些问题不重要,只在护理过程中可放在最后考虑。

护理诊断的排序不是固定不变的,随着护理对象病情的发展变化、治疗及护理的进展,其顺序也会发生改变。如威胁生命的首优诊断得到解决后,次优诊断也可以上升为首优诊断。

（曹学华）

思考题

杨女士,急诊入院,面色苍白,急性失血貌。查体:血压 80/50mmHg,腹部有明显压痛及反跳痛,叩诊有移动性浊音,初步诊断为异位妊娠,准备做剖腹探查术。

请问:

（1）该病人的护理诊断主要有哪些?

（2）这些护理诊断是如何排序的?

第十章　护理评估记录书写

 学习目标

1. 具有认真、负责、求实的精神。
2. 掌握入院评估单的书写。
3. 熟悉护理评估记录书写的要求。
4. 了解护理评估记录书写的目的、入院评估单、出院评估单的内容及格式、临床常用的其他护理评估记录。

第一节　护理评估记录书写的要求

一、护理评估记录书写的意义

1. 护理评估记录及时、准确、客观、全面地提供了被评估者的信息资料，为护理人员能够正确地进行护理诊断、及时采取护理措施提供依据。
2. 护理评估记录提供重要的护理教学及科研资料。
3. 护理评估记录必要时提供法律依据。
4. 护理评估记录反映医院的护理服务质量、管理水平及护理人员的专业素质。

二、护理评估记录书写的要求

1. 真实、准确　护理评估记录的时间和内容必须真实、准确，客观反映被评估者的健康状况。护士应认真、详细的描述被评估者健康状况，而非主观臆断。
2. 及时　护理评估记录书写必须及时，不可拖延，入院评估单应在病人入院后及时完成。因抢救病人未能及时书写，应在抢救后 6 小时内补记，并注明原因。其他专项评估单应根据需要随时评估，出院评估单应在被评估者出院前完成。
3. 简单明了　对被评估者描述的内容进行归纳总结，进行简明扼要的记录，重点突出，语言流畅，使用公认的外文缩写和规范的医学词汇或术语。
4. 完整、全面　护理评估记录必须按要求逐项填写完整，避免遗漏。护理评估记录不仅涉及被评估者身体的健康状况，还包括了被评估者心理-社会的健康状况，资料填写完整能较全面地反映被评估者的健康问题。
5. 清晰　保持护理评估记录的整洁，字迹清楚，字体端正，不能随意涂改，如遇书写错误,可在相应文字上划双横线,并在上面签全名及注明修改时间。

第二节 常用护理评估单的种类

目前我国各医疗机构尚无统一的护理评估记录单,但各医院均有固定的格式及具体的要求,本节主要介绍入院评估单、部分专项护理评估单、出院评估单。

一、入院评估单

入院评估单是护理人员对新入院病人所进行的全面、系统地收集健康资料的记录。入院评估单的记录各医院有自己固定的格式,护理人员按照既定表格收集病人的健康资料,可有效地避免遗漏,提高临床护理工作的效率,减少不必要的文字书写。各医疗单位在设计入院评估单时,常以一定的理论框架为指导,如:戈登(Marjiory Gordon)的功能性健康型态模式、人的生理-心理-社会模式、马斯洛(Maslow)的需要层次理论、奥瑞姆(Orem)的自理模式、人类健康反应型态等。其中按照生理-心理-社会模式设计的入院评估单在临床上较常用(表10-1)。

表10-1 入院护理评估单

姓名_____ 科别_____ 病室_____ 床号_____ 住院号_____

一 般 资 料

姓名_____ 性别_____ 年龄_____ 职业_____ 民族_____ 婚姻_____ 籍贯_____

文化程度_____ 现住址_____ 电话_____

联系人_____ 联系电话_____

入院日期和时间_____ 入院医疗诊断_____

入院方式:□步行 □扶行 □轮椅 □平车 □担架 □其他_____

病史叙述人:□病人本人 □家属 □其他_____

评估日期_____ 可靠程度_____

健 康 史

主诉_____

现病史_____

_____

_____

_____

日常生活状况

膳食种类:□普食 □软食 □半流质 □流质 □禁食

进食方式:□正常 □鼻饲 □空肠造瘘 □全静脉营养 □其他_____

食欲:□正常 □增加 □亢进____天/周/月 □下降/厌食____天/周/月

排尿:□正常 □失禁 □潴留 □留置尿管

颜色_____ 性状_____ 量_____ ml/24 小时

排便:习惯_____ 次/天

性状:□正常 □便秘 □腹泻 □失禁 □造瘘

活动能力:□正常 □他人帮助 □轮椅活动 □卧床(自行翻身:□是 □否)

自理能力:□全部 □障碍(进食 沐浴/卫生 穿着/修饰 如厕)

睡眠:□正常 □失眠(描述:＿＿＿＿＿＿＿＿＿＿＿＿＿＿＿＿＿＿)

吸烟:□无 □偶尔吸烟 □经常吸烟＿＿＿年＿＿＿支/天 □已戒＿＿＿年

饮酒:□无 □偶尔饮酒 □经常饮酒＿＿＿年＿＿＿ml/天 □已戒＿＿＿年

药物依赖:□无 □有(药名/剂量＿＿＿＿＿＿＿＿＿＿＿＿＿＿＿＿＿＿＿)

既往史

既往健康状况:□良好 □一般 □较差

住院史:□无 □有(描述:＿＿＿＿＿＿＿＿＿＿＿＿＿＿＿＿＿＿＿＿)

传染病史:□无 □有(描述:＿＿＿＿＿＿＿＿＿＿＿＿＿＿＿＿＿＿＿＿)

预防接种史:□无 □有(描述:＿＿＿＿＿＿＿＿＿＿＿＿＿＿＿＿＿＿)

手术外伤史:□无 □有(描述:＿＿＿＿＿＿＿＿＿＿＿＿＿＿＿＿＿＿)

输血史:□无 □有 □血型(＿＿＿＿＿＿＿＿＿＿＿＿＿＿＿＿＿＿＿＿)

过敏史:□无 □有(药物＿＿＿＿＿＿ 食物＿＿＿＿＿＿ 其他＿＿＿＿＿＿)

婚姻史:结婚年龄＿＿＿＿＿＿ 配偶健康状况:□健在 □患病 □已故(死因＿＿＿＿＿)

生育史:妊娠＿＿＿＿次 顺产＿＿＿＿胎 流产＿＿＿＿胎 死产＿＿＿＿胎

月经史:初潮年龄＿＿＿＿＿岁 周期＿＿＿＿＿＿＿天 行经期＿＿＿＿＿＿天

　　　末次月经日期＿＿＿＿＿＿＿或绝经年龄＿＿＿＿＿＿＿

家庭健康史

父:□健在 □患病＿＿＿＿＿＿＿＿＿ □已故(死因＿＿＿＿＿＿＿)

母:□健在 □患病＿＿＿＿＿＿＿＿＿ □已故(死因＿＿＿＿＿＿＿)

子女:□健在 □患病＿＿＿＿＿＿＿＿ □已故(死因＿＿＿＿＿＿＿)

兄弟姐妹:□健在 □患病＿＿＿＿＿＿＿ □已故(死因＿＿＿＿＿＿＿)

系统回顾

头部及其器官	呼吸系统	循环系统	消化系统	泌尿生殖系统
□正常/无异常	□正常/无异常	□正常/无异常	□正常/无异常	□正常/无异常
□视力障碍	□咳嗽	□心悸	□食欲减退	□尿频
□耳聋	□咳痰	□活动后气促	□反酸	□尿急
□耳鸣	□喘息	□心前区疼痛	□嗳气	□尿痛
□眩晕	□咯血	□下肢水肿	□恶心	□排尿困难
□鼻出血	□胸痛	□晕厥	□呕吐	□尿量异常
□牙痛	□呼吸困难	□血压升高	□吞咽困难	□血尿
□牙龈出血	□长期低热	□其他	□腹胀	□蛋白尿
□声嘶	□盗汗		□腹痛	□尿色改变
□咽喉痛	□消瘦史		□腹泻	□尿失禁
□其他	□其他		□便秘	□颜面部水肿
			□呕血	□腰痛
			□黑便	□其他
			□黄疸	
			□其他	

内分泌与代谢	血液系统	肌肉骨骼系统	神经系统	精神状态
□正常/无异常	□正常/无异常	□正常/无异常	□正常/无异常	□正常/无异常
□食欲亢进	□头晕	□关节红肿	□头晕	□情绪改变
□畏寒	□乏力	□关节疼痛	□头痛	□焦虑
□怕热	□黄疸	□关节畸形	□失眠	□抑郁
□多汗	□皮肤黏膜苍白	□脊柱畸形	□晕厥	□妄想
□烦躁	□皮肤黏膜出血	□肌无力	□意识障碍	□定向力障碍
□双手震颤	□鼻出血	□肌肉萎缩	□抽搐	□智能改变
□体重改变	□淋巴结增大	□肢体活动障碍	□瘫痪	□幻觉
□多尿	□肝肿大	□其他	□皮肤感觉异常	□其他
□毛发增多/脱落	□脾肿		□语言障碍	
□色素沉着	□胸骨压痛		□记忆力减退	
□性功能改变	□其他		□其他	
□其他				

心理评估

对自我的看法:□满意 □不满意 □其他_____

情绪:□镇静 □易激动 □焦虑 □恐惧 □悲哀 □其他_____

对疾病的认识:□完全 □部分 □不认识 □未被告知

过去1年内重要生活事件:□无 □有(_____)

遇到困难最愿意倾诉的对象:□父母 □子女 □其他_____

宗教信仰:□无 □佛教 □基督教 □伊斯兰教 □其他_____

社会评估

家庭关系:□和睦 □冷淡 □紧张

婚姻状况:□未婚 □已婚 □离婚 □丧偶 □其他_____

居住情况:□独居 □与家人同住 □与亲友同住 □老人院 □其他_____

职业情况:□在岗 □退休 □下岗 □务农 □无业 □个体经营 □丧失劳动力

文化程度:□文盲 □小学 □初中 □高中/中专 □大专 □大学及以上

社会交往情况:□正常 □较少 □回避

医疗费支付形式:□自费 □公费 □医疗保险 □其他_____

住院顾虑:□无 □经济负担 □自立能力 □预后 □其他_____

遇到困难最愿向谁倾诉:□父母 □子女 □其他

身 体 评 估

体温:____℃ 脉搏:____次/分 呼吸:_____次/分 血压:_____mmHg

身高:_____cm 体重:_____kg

全身状况

意识状况:□清晰 □嗜睡 □意识模糊 □昏睡 □谵妄 □轻昏迷 □中昏迷 □深昏迷

营养:□良好 □中等 □不良 □肥胖 □消瘦 □恶病质

面容:□正常 □病容(类型:_____)

体位:□自动体位 □被动体位 □强迫体位(类型:_____)

步态:□正常 □异常(类型:_____)

皮肤黏膜

颜色:□正常　□发红　□苍白　□发绀　□黄染　□色素沉着　□色素脱失

湿度:□正常　□潮红　□干燥

温度:□热　□冷

弹性:□正常　□降低

完整性:□完整　□皮疹　□皮下出血(部位及分布:＿＿＿＿＿＿＿＿＿＿＿＿＿)

压疮:□无　□有(描述:＿＿＿＿＿＿＿＿＿＿＿＿＿＿＿＿＿＿＿＿＿＿)

水肿:□无　□有(描述:＿＿＿＿＿＿＿＿＿＿＿＿＿＿＿＿＿＿＿＿＿＿)

瘙痒:□无　□有(描述:＿＿＿＿＿＿＿＿＿＿＿＿＿＿＿＿＿＿＿＿＿＿)

淋巴结

□正常　□肿大(描述:＿＿＿＿＿＿＿＿＿＿＿＿＿＿＿＿＿＿＿＿＿＿＿)

头部

眼睑:□正常　□水肿

结膜:□正常　□水肿　□出血　□充血

巩膜:□正常　□黄染

瞳孔:□正常　□异常(描述:＿＿＿＿＿＿＿＿＿＿＿＿＿＿＿＿＿＿＿＿)

对光反射:□正常　□迟钝　□消失

口唇:□红润　□发绀　□苍白　□疱疹　□唇裂

口唇黏膜:□正常　□出血点　□溃疡　□其他(＿＿＿＿＿＿＿＿＿＿＿＿＿)

牙齿:□完好　□缺失(＿＿＿＿＿＿＿＿＿＿)　□义齿(＿＿＿＿＿＿＿＿＿＿)

颈部

颈强直:□无　□有

颈静脉:□正常　□怒张

气管:□居中　□偏移(描述:＿＿＿＿＿＿＿＿＿＿＿＿＿＿＿＿＿＿＿＿＿)

肝颈静脉反流征:□阴性　□阳性

胸部

呼吸方式:□自主呼吸　□机械呼吸　□简易呼吸器辅助呼吸

呼吸节律:□规则　□不规则(描述:＿＿＿＿＿＿＿＿＿＿＿＿＿＿＿＿＿＿)

呼吸困难:□无　□轻度　□中度　□重度　□极重度

呼吸音:□正常　□异常(描述:＿＿＿＿＿＿＿＿＿＿＿＿＿＿＿＿＿＿＿＿)

啰音:□无　□有(描述:＿＿＿＿＿＿＿＿＿＿＿＿＿＿＿＿＿＿＿＿＿＿＿)

心率:＿＿＿＿＿次/分　　心律:□齐　　□不齐(描述:＿＿＿＿＿＿＿＿＿)

杂音:□无　□有(描述:＿＿＿＿＿＿＿＿＿＿＿＿＿＿＿＿＿＿＿＿＿＿＿)

腹部

外形:□正常　□膨隆　□凹陷　□胃型　□肠型

腹肌紧张:□无　□有(描述:＿＿＿＿＿＿＿＿＿＿＿＿＿＿＿＿＿＿＿＿＿)

压痛:□无　□有(描述:＿＿＿＿＿＿＿＿＿＿＿＿＿＿＿＿＿＿＿＿＿＿＿)

反跳痛:□无　□有(描述:＿＿＿＿＿＿＿＿＿＿＿＿＿＿＿＿＿＿＿＿＿＿)

肝肿大:□无　□有(描述:＿＿＿＿＿＿＿＿＿＿＿＿＿＿＿＿＿＿＿＿＿＿)

移动性浊音:□阴性　□阳性

肠鸣音:□正常　□亢进　□减弱　□消失

肛门直肠

□未查　□正常　□异常(描述:＿＿＿＿＿＿＿＿＿＿＿＿＿＿＿＿＿＿＿＿)

生殖器官

　　□未查　□正常　□异常(描述：＿＿＿＿＿＿＿＿＿＿＿＿＿＿＿＿＿＿＿＿)

脊柱四肢

　　脊柱：□正常　□畸形(描述：＿＿＿＿＿＿＿＿＿＿＿＿)活动：□正常　□受限

　　四肢：□正常　□畸形(描述：＿＿＿＿＿＿＿＿＿＿＿＿)活动：□正常　□受限

神经系统

　　疼痛：□无　□有(部位＿＿＿＿＿＿＿＿＿＿＿＿＿＿＿＿＿＿＿＿＿＿＿＿)

　　疼痛程度：□无痛　□轻微疼痛　□比较痛　□非常痛　□剧痛

　　肌张力：□正常　□增强　□减弱

　　肢体瘫痪：□无　□有(描述：＿＿＿＿＿＿＿＿＿＿＿)　肌力：＿＿＿＿＿＿级

　　病理反射：□无　□有(描述：＿＿＿＿＿＿＿＿＿＿＿＿＿＿)

　　脑膜刺激征：□无＿＿＿＿＿＿＿　□有(描述：＿＿＿＿＿＿＿＿＿＿＿＿)

专科评估

＿＿

＿＿

＿＿

＿＿

辅 助 检 查

初步护理诊断(护理问题)

护士签名：

年　月　日

二、专项评估单

专项评估单是针对具体问题或风险而制定的特定护理评估单,临床常见的专项评估单有:用于评估病人跌倒风险的"Morse 评估量表"(表10-2)、用于评估病人有无自杀风险的"病人自杀风险因素评估单(NGASR)"(表10-3)、评估病人自理能力水平的"自理能力评估单"(表10-4)等。

表10-2 Morse 评估量表

姓名_____ 年龄_____ 诊断_____ 住院号_____

评估内容	评分(分)	分值	分值	分值
跌倒史	□0=无　　□25=有			
超过1个医学诊断	□0=无　　□15=有			
行走辅助	1.□0=卧床休息、有他人照顾活动或不需要使用; 2.□15=使用拐杖、手杖、助行器; 3.□30=扶靠家具行走。			
静脉输液治疗	□0=无　　□20=有			
步态	1.□0=正常、卧床休息不能活动; 2.□10=双下肢乏力; 3.□20=残疾或功能障碍。			
认知状态	□0=正常,能量力而行 □15=认知障碍			
总分				
评估时间				
评估者签名				

表10-3 病人自杀风险因素评估单(NGASR)

姓名_____ 年龄_____ 诊断_____ 住院号_____

评估内容	评估时间: 评估结果		评估时间: 评估结果		评估时间: 评估结果	
	是	否	是	否	是	否
1. 绝望感	3	0	3	0	3	0
2. 近期负性生活事件	1	0	1	0	1	0
3. 被害妄想或有被害内容的幻听	1	0	1	0	1	0
4. 情绪低落/兴趣丧失或愉快感缺乏	3	0	3	0	3	0
5. 人际或社会功能退缩	1	0	1	0	1	0
6. 言语流露自杀意图	1	0	1	0	1	0

续表

评估内容	评估时间:		评估时间:		评估时间:	
	评估结果		评估结果		评估结果	
	是	否	是	否	是	否
7. 计划采取自杀行动	3	0	3	0	3	0
8. 自杀家族史	1	0	1	0	1	0
9. 近亲人死亡或重要亲密关系丧失	3	0	3	0	3	0
10. 精神病史	1	0	1	0	1	0
11. 鳏夫或寡居	1	0	1	0	1	0
12. 自杀未遂史	3	0	3	0	3	0
13. 社会-经济地位低下	1	0	1	0	1	0
14. 饮酒史或酒滥用	1	0	1	0	1	0
15. 患晚期疾病	1	0	1	0	1	0
总分						
评估者签名						

说明:≤5分低风险、6~8分中度风险、9~11分高风险、≥12分极高风险

表10-4 病人自理能力评估单

姓名_____年龄_____诊断_____住院号_____

Barthel 指数评定量表					
项目	内容说明	分值	日期	日期	日期
进食	完全独立	10			
	需部分帮助	5			
	需极大帮助	0			
洗澡	完全独立	5			
	需部分帮助	0			
修饰	完全独立	5			
	需部分帮助	0			
穿衣	完全独立	10			
	需部分帮助	5			
	需极大帮助或完全依赖他人	0			
控制大便	可控制大便	10			
	偶尔失控或需要他人提示	5			
	完全失控	0			

续表

Barthel 指数评定量表					
项目	内容说明	分值	日期	日期	日期
控制小便	可控制小便	10			
	偶尔失控或需要他人提示	5			
	完全失控或留置导尿管	0			
如厕	可独立完成	10			
	需部分帮助	5			
	需极大帮助或完全依赖他人	0			
床椅转移	可独立完成	15			
	需部分帮助	10			
	需极大帮助	5			
	完全依赖他人	0			
平地行走	可独立在平地上行走 45 米	15			
	需部分帮助	10			
	需极大帮助	5			
	完全依赖他人	0			
上下楼梯	可独立上下楼梯	10			
	需部分帮助	5			
	需极大帮助或完全依赖他人	0			
总分					
自理能力等级	重度依赖(总分≤40 分)				
	中度依赖(总分 41~60 分)				
	轻度依赖(总分 61~99 分)				
	无需依赖(总分 100 分)				
评估者签名					

三、出院评估单

病人康复出院时,护理人员应在出院前完成出院评估单的书写。出院评估单包括:①病人一般情况、入院日期、出院日期、住院天数等;②出院小结:概括性总结病人在住院期间的主要健康问题、治疗及护理过程、效果评价、出院时的情况、仍然存在的健康问题及应采取的措施等;③出院指导:对出院后的饮食、日常休息与活动、药物、复查时间等方面进行指导(表10-5)。

表10-5 病人出院评估计划单

姓名_____性别_____年龄_____病室_____床号_____住院号_____

医疗诊断_____日期_____

出院后居住处：□单独居住　　　　　　□与家人居住

出院教育

自理能力：□独立　　　　　　□需帮助　　　　　　□完全依赖

卫生知识：□掌握　　　　　　□部分掌握　　　　　　□未掌握

药物：□出院带药、名称：_____

　　　□掌握服药方法　　□掌握注意事项　　□了解副反应　　□掌握应对方法

饮食：□限制饮食_____　　□普食

活动：□讲解需受限的活动　　□示范正确使用机械　　□其他

功能锻炼：_____

专科指导：_____

_____

_____

_____

_____

日期：　　　　　　　　　　　　护士签名：

 边学边练

实践十　健康资料的收集及入院评估单的书写

（曹学华）

实 践 指 导

实践一　健康史评估

【知识准备】

1. 健康史评估的基本方法和程序。

2. 健康史评估的主要内容。

3. 健康史评估的注意事项。

【实践目标】

1. 具有尊重病人、保护病人隐私的职业素养。

2. 熟练掌握健康史评估。

3. 具有善于与病人有效沟通的能力。

【实践学时】　2 学时

【实践准备】

1. 评估者准备　穿戴整洁,举止端庄,明确评估目的及内容。

2. 被评估对象准备　选取"模拟病人"(本书特指经过培训专供教学的模拟病人或病人扮演者,也可是教师或学生扮演,下同),或联系医院临床科室病情稳定的住院病人。

3. 用物准备　记录纸、笔、需要的评估测量工具等。

4. 环境准备　安静、整洁,光线、温度、湿度适宜,必要时关闭门窗、屏风遮挡。

【实践步骤】

1. 教师示教　教师进行健康史采集操作示范。

2. 学生练习　学生每 8~10 人为一组,选一名学生代表为主进行问诊,其余学生观察并对未评估到的资料进行补充。

3. 小结评价　教师任意抽取一组学生进行问诊展示,其他学生观看;问诊完后,先由学生指出存在的不足,然后教师进行评价矫正;最后教师归纳小结。

【实践内容】

包括病人的一般资料、主诉、现病史、既往史、用药史、生长发育史、婚姻史、月经生育史、家族史、系统回顾等。

【考核标准】

健康史评估考核标准

专业＿＿＿＿＿＿＿　　班级＿＿＿＿＿＿＿　　姓名＿＿＿＿＿＿＿　　学号＿＿＿＿＿＿＿

项目	评分要点	得分
评估前准备 （5分）	①着装正确、环境适宜、用物齐全、时机适宜（4分） ②必要时先查阅病历或询问相关人员了解病人一般情况（1分）	
一般资料 （10分）	姓名、性别、年龄、国籍、民族、婚姻、职业、籍贯、信仰、住址电话及邮政编码、文化程度、联系人及关系、入院日期及时间、入院方式、入院医疗诊断、记录日期、健康史资料来源及可靠程度、医疗费用支付方式等（10分）	
主诉 （10分）	主要症状或体征、持续时间（10分）	
现病史 （20分）	患病时间、起病情况、主要症状及特点、伴随症状、自我应对及诊治经过（20分）	
既往史 （5分）	既往疾病、外伤史、手术史、预防接种史、过敏史（5分）	
用药史 （5分）	曾用药物及现用药物名称、剂量、用法、效果、不良反应（5分）	
生长发育史 （5分）	出生时的状况、有无特殊治疗、现在的身高、体重、营养情况（5分）	
婚姻史 （5分）	婚姻状况、结婚年龄、性生活状况，配偶情况（5分）	
月经生育史 （10分）	①月经史：月经初潮年龄、月经周期及经期时间、闭经时间（5分） ②生育史：妊娠生育次数、时间，流产次数、时间，有无死产等异常分娩史，新生儿状况（5分）	
家族史 （5分）	亲属有无慢性病、遗传性疾病、精神性疾病、传染性疾病等（5分）	
系统回顾 （5分）	头颅五官、呼吸、循环、消化、泌尿生殖、内分泌代谢、血液、肌肉骨骼运动、神经、精神（每项0.5分）	
评估后护理 （5分）	①协助评估对象整理衣物和取合适的休息体位，表示感谢（3分） ②整理收集的资料，发现缺漏立即再次询问并补充完善（2分）	
综合评价 （10分）	①与病人沟通有效，关爱病人，注意保护病人隐私（6分） ②问诊有条理、全面、无遗漏（2分） ③语言简洁、明了、不啰嗦（2分）	
总分	100分	

考评教师：＿＿＿＿＿＿＿　　　　　　　　　　　　　　　　　　年　　月　　日

【实践报告】

实践报告

课程名称：_____ 实践项目：_____ 实践地点：_____
被评估对象姓名：_____ 性别：_____ 年龄：_____

一般资料

姓名_____性别□男□女 年龄_____民族_____籍贯_____

住址_____联系电话_____

入院日期和时间_____入院诊断_____

入院类型：□门诊 □急诊 □转入(转入科室_____)

入院方式：□步入 □扶入 □平车 □轮椅 □抬入 □其他_____

入院状态：□清醒 □意识模糊 □嗜睡 □昏睡 □昏迷

辅助用具：□无 □眼镜 □隐形眼镜 □助听器 □义齿 □拐杖

陪同人：□家人 □亲友 □朋友 □同事 □其他_____姓名_____
关系_____电话_____

联系人：姓名_____电话_____住址_____

资料来源：□本人 □家人 □亲友 □其他_____

可靠程度：□可靠 □基本可靠 □可靠度极低

健康史

主诉：_____

现病史：_____

_____

_____

既往史：□无 □有_____

用药史：□无 □有_____

生长发育史：身高_____体重_____体重指数_____
其他特殊情况_____

婚姻史：□未婚 □已婚 结婚年龄_____
配偶健康状况：□健在 □患病 □已故 死亡原因_____

月经史：初潮_____岁 月经周期_____天 经期_____天 绝经年龄_____岁
末次月经时间_____经期伴随症状_____

生育史：第一次妊娠时间_____ 终止方式 □流产 □分娩 □剖宫产
终止孕周_____新生儿健康状况_____

第二次妊娠时间_____ 终止方式 □流产 □分娩 □剖宫产
终止孕周_____新生儿健康状况_____

补充_____

家族史：父亲 □糖尿病 □高血压病 □冠心病 □脑卒中 □肿瘤
□其他_____

母亲 □糖尿病 □高血压病 □冠心病 □脑卒中 □肿瘤
□其他_____

其他_____

系统回顾

头颅五官：□无 □有_____

呼吸系统：□无 □有_____

循环系统：□无　□有＿＿＿＿＿＿＿＿＿＿＿＿＿＿＿＿＿＿＿＿

消化系统：□无　□有＿＿＿＿＿＿＿＿＿＿＿＿＿＿＿＿＿＿＿＿

泌尿生殖系统：□无　□有＿＿＿＿＿＿＿＿＿＿＿＿＿＿＿＿＿＿

内分泌及代谢：□无　□有＿＿＿＿＿＿＿＿＿＿＿＿＿＿＿＿＿＿

血液系统：□无　□有＿＿＿＿＿＿＿＿＿＿＿＿＿＿＿＿＿＿＿＿

肌肉骨骼系统：□无　□有＿＿＿＿＿＿＿＿＿＿＿＿＿＿＿＿＿＿

神经系统：□无　□有＿＿＿＿＿＿＿＿＿＿＿＿＿＿＿＿＿＿＿＿

精神状态：□无　□有＿＿＿＿＿＿＿＿＿＿＿＿＿＿＿＿＿＿＿＿

带教老师：＿＿＿＿＿＿＿评估者：＿＿＿＿＿＿＿　　　　＿＿＿＿年＿＿＿月＿＿＿日

（曹学华）

实践二　一般状态及头颈部评估

【知识准备】

1. 视、触、叩、听的基本方法。

2. 一般状态和头颈部评估的主要内容。

【实践目标】

1. 熟练掌握视、触、叩、听的基本方法。

2. 学会一般状态和头颈部的评估，并对评估结果作出正确判断。

【实践学时】　2学时

【实践准备】

1. 评估者准备　衣帽整洁，举止端庄，剪短指甲，洗手，必要时穿隔离衣、戴口罩及手套。

2. 被评估对象准备　向被评估对象说明事由，取得理解和支持。

3. 用物准备　床单元、时钟（表）、体温计、听诊器、血压计、手电筒、压舌板、体重计、软尺、棉签、直尺、记号笔、记录纸、笔等。

4. 环境准备　安静、整洁，光线、温度、湿度适宜，酌情关闭门窗、屏风遮挡。

【实践步骤】

1. 分组示教　每8～10人一组，选取一名学生为被评估对象，教师边讲解边操作示范。

2. 学生练习　学生每2人一组，互为被评估对象进行操作练习。

3. 小结评价　教师任意抽取一组学生进行操作展示，其他学生观看；操作完后，先由学生指出存在的不足，然后教师进行评价矫正；最后，教师归纳小结。

【实践内容】

1. 生命体征　测量体温、脉搏、呼吸、血压。

2. 全身状态　观察意识状态、发育与体型、营养状态、面容与表情、体位、步态。

3. 皮肤黏膜　评估颜色、温度、弹性、水肿、皮疹、皮下出血。

4. 淋巴结　按顺序触诊浅表淋巴结。

5. 头部　测量头颅大小；观察眼睑、眼球、角膜、巩膜，观察瞳孔大小，检查对光反射；观察外耳，触诊乳突；观察鼻外形、鼻腔，触诊鼻窦；观察口唇、口腔黏膜、牙齿牙龈、舌、咽后壁及扁桃体。

6. 颈部　观察颈部血管，触诊甲状腺大小和气管位置。

【考核标准】

一般状态及头颈部评估考核标准

专业＿＿＿＿＿＿＿　班级＿＿＿＿＿＿＿　姓名＿＿＿＿＿＿＿　学号＿＿＿＿＿＿＿

项目		评 分 要 点	得分
操作前准备 (5分)		①衣帽整洁,无长指甲,用物备齐,环境适宜(3分) ②向被评估对象说明事由,取得理解、支持和配合(1分) ③协助被评估对象处于恰当的体位(1分)	
生命体征 (10分)		①正确测量(5分) ②常见异常的判断及临床意义(5分)	
全身状态 (10分)		①判断意识状态,向考评教师汇报有无意识障碍(2分) ②观察面容、体位、步态,向考评教师汇报有无异常(6分) ③检查发育、营养状况方法正确,向考评教师汇报其体重指数等(2分)	
皮肤黏膜 (6分)		①观察皮肤黏膜的颜色(1分) ②检查皮肤的温、湿度和弹性,有无肝掌、蜘蛛痣、皮下出血等,汇报正确(3分) ③触诊有无凹陷性水肿,方法正确(2分)	
淋巴结 (10分)		①能依序进行浅表淋巴结的评估,触诊方法正确(5分) ②评估时发现肿大的淋巴结,能注意其部位、大小、数目、硬度、压痛、活动度等(5分)	
头部 (30分)	眼 (15分)	①观察眼睑方法正确(2分) ②汇报结膜有无水肿、出血(1分) ③观察巩膜有无黄染(3分) ④观察瞳孔的大小、形状,汇报两侧是否一致(4分);检查瞳孔对光反射是否正常(5分)	
	耳 (2分)	①观察耳廓形状(1分) ②检查乳突是否压痛(1分)	
	鼻 (3分)	①观察鼻外观(1分) ②能正确触诊鼻窦压痛(1分) ③汇报蝶窦位置较深,不能在体表评估(1分)	
	口 (10分)	①观察口唇是否发绀、苍白等(1分) ②正确使用压舌板(2分) ③借助压舌板、手电筒观察口腔黏膜是否充血、糜烂、溃疡(1分) ④正确判断扁桃体肿大分度(5分) ⑤观察牙齿有无缺齿、龋齿、义齿(1分)	
颈部 (15分)		①观察颈静脉是否充盈、怒张。(2分) ②视诊、触诊甲状腺,正确判断甲状腺肿大分度(5分) ③正确使用听诊器(2分) ④对甲状腺听诊,判断有无血管杂音,并向考评教师汇报有无异常(2分) ⑤正确检查气管,判断是否居中、偏移(4分)	
评估后护理 (6分)		①协助评估对象整理衣物和取合适的休息体位(2分) ②向评估对象表示感谢(2分) ③整理床单,收拾、整理实训用物(2分)	
综合评价 (8分)		①操作过程有效沟通(2分) ②动作轻柔、协调,体现人文关怀(2分) ③手法准确,操作熟练(2分) ④同步语言告知被评估对象配合和向考评教师汇报评估结果合理(2分)	
合计		100分	

考评教师:＿＿＿＿＿＿＿　　　　　　　＿＿＿＿年＿＿＿月＿＿＿日

164

【实践报告】

实践报告

课程名称：_____ 实践项目：_____ 实践地点：_____

被评估对象姓名：_____ 性别：_____ 年龄：_____

生命体征

T _____℃ P _____次/分 R _____次/分 BP _____mmHg

全身状态

身高_____cm 体重_____kg

意识：□清楚 □嗜睡 □意识模糊 □昏睡 □谵妄 □轻度昏迷 □中度昏迷 □深度昏迷

发育：□正常 □异常(描述：_____)

营养：□良好 □中等 □不良 BMI_____

面容：□正常 □病容(类型：_____)

体位：□自动体位 □被动体位 □强迫体位(类型：_____)

步态：□正常 □异常(类型：_____)

皮肤黏膜

颜色：□正常 □发红 □苍白 □发绀 □黄染 □色素沉着/脱失 □其他_____

湿度：□正常 □潮湿 □干燥

温度：□正常 □热 □冷

弹性：□正常 □减退

水肿：□无 □有(部位/程度：_____)

肝掌：□无 □有(部位/程度：_____)

蜘蛛痣：□无 □有(部位/数量：_____)

完整性：□完整 □皮疹 □皮下出血(部位/范围：_____) □其他_____

淋巴结

□正常 □肿大(部位/大小/数量/质地/活度：_____)

头部

眼睑：□正常 □水肿

结膜：□正常 □水肿 □出血

巩膜：□正常 □黄染

瞳孔：□正常 □异常(大小/形状：_____)

　　　对光反射：□正常 □迟钝 □消失

耳：乳突压痛□无 □有

鼻：鼻窦压痛□无 □有(部位：_____)

口唇：□红润 □发绀 □红肿 □苍白 □疱疹 □歪斜

口腔黏膜：□正常 □充血 □糜烂溃疡 □其他(描述：_____)

扁桃体：□正常 □肿大(□Ⅰ度 □Ⅱ度 □Ⅲ度)

牙齿：□完好 □缺齿 □龋齿 □义齿

颈部

颈静脉：□正常 □怒张

甲状腺：□正常 □肿大(□Ⅰ度 □Ⅱ度 □Ⅲ度)听诊:血管杂音□有 □无

气管：□居中 □偏移

带教老师：_____ 评估者：_____   _____年____月____日

（胡晓迎）

实践三　肺 部 评 估

【知识准备】

1. 胸部的解剖生理概要。

2. 肺的体表投影。

3. 视、触、叩、听的基本方法。

4. 五种叩诊音的鉴别。

【实践目标】

1. 熟练掌握肺部评估,并对评估结果作出正确判断。

2. 学会胸廓、胸壁的评估。

【实践学时】　2 学时

【实践准备】

1. 评估者准备　衣帽整洁,举止端庄,剪短指甲,洗手,戴口罩。

2. 被评估对象准备　向被评估对象说明事由,取得理解和支持。

3. 用物准备　床单元、时钟(表)、听诊器、直尺、三角尺(大)、记号笔、记录纸、笔等。

4. 环境准备　安静、整洁,光线、温度、湿度适宜,酌情关闭门窗、屏风遮挡。

【实践步骤】

1. 分组示教　每 8～10 人一组,选取一名学生为被评估对象,教师边讲解边操作示范。

2. 学生练习　学生每 2 人一组,互为被评估对象进行操作练习。

3. 小结评价　教师任意抽取一组学生进行操作展示,其他学生观看;操作完后,先由学生指出存在的不足,然后教师进行评价矫正;最后,教师归纳小结。

【实践内容】

1. 胸廓胸壁　观察胸部体表标志;观察胸廓的形状。

2. 肺和胸膜评估　观察呼吸运动,呼吸频率、节律、深度;触诊胸廓扩张度、语音震颤;叩诊胸部叩诊音、肺下界及移动范围;听诊呼吸音。

【考核标准】

肺部评估考核标准

专业_____　班级_____　姓名_____　学号_____

项目	评 分 要 点	得分
操作前准备 (5分)	①衣帽整洁,无长指甲,用物备齐,环境适宜(3分) ②向被评估对象说明事由,取得理解、支持和配合(1分) ③协助被评估对象处于恰当的体位,并充分暴露胸部(1分)	
胸部体表标志 (5分)	指出胸骨角、脊柱棘突、肩胛骨、腹上角、胸骨上窝、锁骨上窝和下窝、腋窝、肩胛上、下区、肩胛间区、前正中线、锁骨中线、腋前线、腋后线、腋中线、肩胛下角线、后正中线正确位置(5分)	
胸壁 (5分)	观察胸壁静脉、皮下气肿、压痛方法正确(5分)	
胸廓 (6分)	①观察胸廓外形及测量方法正确(5分) ②判断是否正常(1分)	

续表

项目		评 分 要 点	得分
肺部 (63分)	视诊 (6分)	①观察呼吸运动方法正确、汇报结果准确(2分) ②观察呼吸的频率、节律和深度,计时1分钟,汇报呼吸1分钟次数、节律是否整齐、有无加深或变浅(4分)	
	触诊 (15分)	①检查胸廓扩张度、语音震颤手法正确(10分) ②汇报结果准确(5分)	
	叩诊 (22分)	①指指叩诊手法正确、顺序正确(6分) ②能正确辨别清音、浊音、实音和鼓音(8分) ③叩诊肺下界及移动度方法正确,汇报叩诊结果,并判断是否正常(8分)	
	听诊 (20分)	①正确使用听诊器(2分) ②听诊方法正确、顺序正确(3分) ③能辨别三种正常呼吸音:支气管呼吸音、支气管肺泡呼吸音、肺泡呼吸音(9分) ④根据听诊情况汇报呼吸音有无异常(6分)	
评估后护理 (6分)		①协助评估对象整理衣物和取合适的休息体位(2分) ②向评估对象表示感谢(2分) ③整理床单,收拾、整理实践用物(2分)	
综合评价 (10分)		①动作轻柔、手法准确、操作熟练(5分) ②操作过程有效沟通、向考评教师汇报评估结果合理(5分)	
合计		100分	

考评教师:_____   _____年_____月_____日

【实践报告】

实践报告

课程名称:_____ 实践项目:_____ 实践地点:_____

被评估对象姓名:_____   性别:_____   年龄:_____

胸廓评估:

外形:前后径与左右径之比_____ □正常 □桶状胸 □扁平胸 □鸡胸 □其他_____

胸壁静脉:□未见 □充盈 □曲张 血流方向_____

皮下气肿:□无 □有(部位_____)

胸壁压痛:□无 □有(部位_____)

肺脏评估:

视诊:呼吸运动:类型:□胸式呼吸 □腹式呼吸

　　　　　　　强度:□正常 □增强 □减弱(部位_____)

呼吸困难:□无 □有(特点_____)

呼吸频率:_____次/分

呼吸深度:□适宜 □变浅 □变深(特点_____)

呼吸节律:□规则 □不规则(□潮式呼吸 □间停呼吸 □呼吸停止)

触诊:胸廓扩张度:□左右一致 □不一致 □增强 □减弱(部位_____)

语音震颤:□正常 □增强 □减弱(部位_____)

167

叩诊:叩诊音:□正常 □异常(呈_____音 部位_____)

    肺下界:锁骨中线左_____右_____ 腋中线左_____右_____

        肩胛角线左_____右_____

    肺下界移动度:_____cm

听诊:呼吸音:□正常 □增强 □减弱 □增粗 □管状呼吸音

    (部位_____特点_____)

    干啰音:□无 □有(部位_____特点_____)

    湿啰音:□无 □有(部位_____特点_____)

    语音共振:□正常 □增强 □减弱(部位_____)

    胸膜摩擦音:□无 □有(部位_____)

带教老师:_____评估者:_____ _____年_____月_____日

（张 玲）

实践四 心 脏 评 估

【知识准备】

1. 心脏及血管的解剖生理概要。

2. 心脏的体表投影。

【实践目标】

1. 熟练掌握心脏的评估,并对评估结果做出正确判断。

2. 学会血管的评估。

【实践学时】 2 学时

【实践准备】

1. 评估者准备 衣帽整洁,举止端庄,剪短指甲,洗手,戴口罩。

2. 被评估对象准备 向被评估对象说明事由,取得理解和支持。

3. 用物准备 床单元、时钟(表)、听诊器、直尺、三角尺（大）、记号笔、记录纸、笔等。

4. 环境准备 安静、整洁,光线、温度、湿度适宜,酌情关闭门窗、屏风遮挡。

【实践步骤】

1. 分组示教 每8~10人一组,选取一名学生为被评估对象,教师边讲解边操作示范。

2. 学生练习 学生每2人一组,互为被评估对象进行操作练习。

3. 小结评价 教师任意抽取一组学生进行操作展示,其他学生观看;操作完后,先由学生指出存在的不足,然后教师进行评价矫正;最后,教师归纳小结。

【实践内容】

1. 观察心前区外形、心尖搏动。

2. 触诊心尖搏动,心前区震颤、心包摩擦感。

3. 叩诊心脏浊音界。

4. 按顺序听诊心音及杂音。

5. 评估周围血管。

【考核标准】

心脏及血管评估考核标准

专业_____ 班级_____ 姓名_____ 学号_____

项目		评 分 要 点	得分
操作前准备 （10分）		①衣帽整洁，无长指甲，用物备齐，环境适宜（6分） ②向被评估对象说明事由，取得理解、支持和配合（2分） ③协助被评估对象处于恰当的体位，并充分暴露胸部（2分）	
心脏评估 （66分）	视诊 （10分）	①观察心前区外形及心尖搏动方法正确（5分） ②汇报及判断检查结果准确（5分）	
	触诊 （16分）	①检查心尖搏动、震颤、心包摩擦感手法正确（6分） ②测量心尖搏动位置和范围方法正确（4） ③判断检查结果准确（6分）	
	叩诊 （20分）	①能正确叩诊及测量心脏相对浊音界（15分） ②汇报检查结果准确、判断结果准确（5分）	
	听诊 （20分）	①能准确找到听诊区位置、听诊方法正确（10分） ②能辨别第一心音、第二心音、收缩期、舒张期（5分） ③汇报检查心率、心律、心音及杂音结果准确（5分）	
周围血管征 （8分）		检查水冲脉、检查枪击音、Duroziez双重杂音、毛细血管搏动征的方法正确，汇报结果准确（8分）	
评估后护理 （6分）		①协助评估对象整理衣物和取合适的休息体位（2分） ②向评估对象表示感谢（2分） ③整理床单，收拾、整理实践用物（2分）	
综合评价 （10分）		①动作轻柔、手法准确、操作熟练（5分） ②操作过程有效沟通、向考评教师汇报评估结果合理（5分）	
合计		100 分	

考评教师:_____   ___年___月___日

【实践报告】

实践报告

课程名称:_____ 实践项目:_____ 实践地点:_____
被评估对象姓名:_____ 性别:_____ 年龄:_____

心脏评估

视诊:心前区外形:□与右胸相应部位对称 □心前区隆起

心尖搏动:□无 □有（位置和范围_____）

位置改变:□无 □有（特点_____）

触诊:心尖搏动:□无 □有（位置和范围_____）

位置改变:□无 □有（特点_____）

震颤:□无 □有（部位及特点_____）

心包摩擦感:□无 □有（部位及特点_____）

叩诊:心脏相对浊音界:□正常 □浊音界改变（特点_____）

心脏相对浊音界

右界(cm)　　　肋间　　　左界(cm)

Ⅱ

Ⅲ

Ⅳ

Ⅴ

注:左锁骨中线距前正中线距离＿＿＿cm

听诊:心率:＿＿＿＿＿＿＿次/分

心律:□规则　□心律不齐(特点＿＿＿＿＿＿＿)

期前收缩:□无　□有

心房颤动:□无　□有

心音:第一心音:□强度正常　□增强　　□减弱

第二心音:□强度正常　□增强　　□减弱

舒张早期奔马律:□无　□有(部位及特点＿＿＿＿＿＿)

心脏杂音:□无　□有(部位及特点＿＿＿＿＿＿)

心包摩擦音:□无　□有

血管评估

周围血管征:水冲脉:□无　□有

枪击音:□无　□有

Duroziez 双重杂音:□无　□有

毛细血管搏动征:□无　□有

带教老师:＿＿＿＿＿评估者:＿＿＿＿＿　　　　　　　　　　＿＿＿年＿＿＿月＿＿＿日

(张　玲)

实践五　腹部、脊柱、四肢和神经反射评估

【知识准备】

1. 腹部的解剖生理概要。

2. 腹部的体表标志和分区。

3. 腹部和脊柱与四肢、神经反射评估的方法、内容。

【实践目标】

1. 熟练掌握腹部评估内容和方法,并能正确判断评估结果。

2. 学会脊柱与四肢和神经反射评估的评估方法,能正确判断病理反射和脑膜刺激征阳性。

【实践学时】　2 学时

【实践准备】

1. 评估者准备　衣帽整洁,举止端庄,剪短指甲,洗手,戴口罩。

2. 被评估对象准备　向被评估对象说明事由,取得理解和支持。

3. 用物准备　床单元、时钟(表)、听诊器、皮尺、叩诊槌、棉签、大头针、记录纸、笔等。

4. 环境准备　安静、整洁,光线、温度、湿度适宜,酌情关闭门窗、屏风遮挡。

【实践步骤】

1. 分组示教　每8~10人一组,选取一名学生为被评估对象,教师边讲解边操作示范。

2. 学生练习　学生每2人一组，互为被评估对象进行操作练习。

3. 小结评价　教师任意抽取一组学生进行操作展示，其他学生观看；操作完后，先由学生指出存在的不足，然后教师进行评价矫正；最后，教师归纳小结。

【实践内容】

1. 观察腹部体表标志、分区。

2. 观察腹部外形、呼吸运动、腹壁静脉、胃肠型及蠕动波；触诊腹壁紧张度、压痛及反跳痛，肝、脾、胆囊；叩腹部叩诊音、肝界、移动性浊音，肝肾区叩击痛。听肠鸣音、振水音。

3. 观察脊柱弯曲度、活动度，检查脊柱压痛、叩击痛。

4. 观察四肢和关节的形态和运动功能。

5. 检查角膜反射、腹壁反射、肱二头肌反射、肱三头肌反射、膝腱反射、跟腱反射；检查巴宾斯基征、查多克征、奥本海姆征、戈登征；检查颈项强直、克尼格征、布鲁津斯基征。

【考核标准】

腹部及神经反射评估考核标准

专业_____　班级_____　姓名_____　学号_____

项　目		评 分 要 点	得分
操作前准备（10分）		①衣帽整洁，无长指甲，用物备齐，环境适宜（6分）②向被评估对象说明事由，取得理解、支持和配合（2分）③协助被评估对象处于恰当的体位，并充分暴露腹部（2分）	
腹部体表标志和分区（10分）		指出肋弓下缘、腹上角、脐、髂前上棘、腹中线、腹直肌外缘、腹股沟韧带、四区法、四区法各区主要脏器、九区法（每个1分）	
腹部（40分）	视诊（5分）	①观察腹部外形、呼吸运动、蠕动波方法正确（2分），汇报呼吸运动的类型、有无增强、减弱（1分）②能正确辨别腹壁静脉血流方向，汇报其临床意义（2分）	
	触诊（20分）	①腹壁紧张度、压痛与反跳痛评估方法正确，并能准确判断检查结果（8分）②检查肝脏、胆囊、脾脏、腹部肿块方法正确（8分）③能准确描述脏器检查结果（4分）	
	叩诊（10分）	①指指叩诊手法正确、顺序正确（2分）②能在右锁骨中线叩出肝脏上、下界，正确测量两者间距，判断肝浊音界变化及临床意义（3分）③叩诊移动性浊音方法正确，汇报叩诊结果，并判断是否正常（3分）④能正确进行膀胱叩诊及肝、肾有无叩击痛（2分）	
	听诊（5分）	①能辨别肠鸣音、振水音（3分）②根据听诊情况汇报肠鸣音有无增强、减弱、消失，有无振水音（2分）	
神经系统（28分）		①生理反射、病理反射、脑膜刺激征评估方法正确（14分）②正确辨别、汇报检查结果（14分）	
评估后护理（5分）		①协助评估对象整理衣物和取合适的休息体位（2分）②向评估对象表示感谢（1分）③整理床单，收拾、整理实践用物（2分）	
综合评价（7分）		①动作轻柔、手法准确、操作熟练（4分）②操作过程有效沟通、向考评教师汇报评估结果合理（3分）	
合计		100分	

考评教师：_____　　　　　　　　　_____年_____月_____日

【实践报告】

实践报告

课程名称:＿＿＿＿＿＿＿＿ 实践项目:＿＿＿＿＿＿＿＿ 实践地点:＿＿＿＿＿＿＿＿

被评估对象姓名:＿＿＿＿＿＿ 性别:＿＿＿＿＿＿ 年龄:＿＿＿＿＿＿

腹部

视诊:腹部外形:□正常 □凹陷 □膨隆

胃/肠型:□无 □有

腹壁静脉曲张:□未见 □充盈 □曲张 血流方向＿＿＿＿＿＿＿

呼吸运动:类型:□胸式呼吸 □腹式呼吸

触诊:腹肌紧张:□无 □有 强度:□正常 □增强 □减弱(部位＿＿＿＿)

压痛:□无 □有 反跳痛:□无 □有

肝大:□无 □有(肋下＿＿＿＿cm,剑下＿＿＿＿cm)

脾大:□无 □有＿＿＿＿＿＿

腹部肿块:□无 □有 部位＿＿＿＿,大小＿＿＿＿cm

墨菲(Murphy)征:□阴性 □阳性

叩诊:叩诊音:□正常 □异常(呈＿＿＿＿＿音) 部位＿＿＿＿＿

肝上下径:＿＿＿＿＿＿cm

移动性浊音:□阴性 □阳性

肝、肾叩击痛:□无 □有

听诊:肠鸣音＿＿＿＿＿＿次/分,□增强 □减弱

振水音:□无 □有

脊柱与四肢

脊柱:弯曲度:□正常 □变形 活动度:□正常 □受限

四肢:形态:□正常 □异常 运动:□正常 □障碍

神经反射

角膜反射:□无 □有

腹壁反射:□无 □有

巴宾斯基征:□阴性 □阳性

颈项强直:□无 □有

带教老师:＿＿＿＿＿评估者:＿＿＿＿＿ ＿＿＿＿年＿＿＿月＿＿＿日

(张 玲)

实践六 心、肺、腹异常体征听触训练

【知识准备】

1. 肺部听诊常见异常体征特点及临床意义。

2. 心脏听诊常见异常体征特点及临床意义。

3. 腹部触诊常见异常体征特点及临床意义。

【实践目标】

1. 能识别肺部湿啰音、干啰音、胸膜摩擦音。

2. 能识别期前收缩(二联律)、心房颤动、舒张早期奔马律、二尖瓣区收缩期和舒张期杂

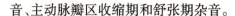

音、主动脉瓣区收缩期和舒张期杂音。

3. 能识别腹部压痛、反跳痛、肝脾肿大、胆囊炎(墨菲征阳性)。

【实践学时】 2 学时

【实践准备】

听诊器、心肺听诊与腹部触诊仿真电子标准化病人综合教学系统教师机、学生机。

【实践方法】

1. 分组示教 学生每 2～3 人一台学生机,分 10 组,通过教师机控制学生机,教师边讲解边操作示范,学生观摩。

2. 学生练习 学生每 2～3 人一组,进行操作练习。

3. 评价矫正 教师通过教师机控制设置心、肺、腹常见异常体征,让学生听诊或触诊,任意抽取学生回答听触到的异常体征,教师进行评价矫正;最后,教师归纳小结。

【实践内容】

1. 肺部常见异常体征的听诊。

2. 心脏常见异常体征的听诊。

3. 腹部常见异常体征的触诊。

【实践报告】

<h2 style="text-align:center">实 践 报 告</h2>

肺脏听诊异常体征

病理性支气管呼吸音:听诊特点_____

听诊部位_____

湿啰音:听诊特点_____

听诊部位_____

哮鸣音:听诊特点_____

听诊部位_____

胸膜摩擦音:听诊特点_____

听诊部位_____

心脏听诊异常体征

舒张早期奔马律:听诊特点_____

听诊部位_____

二联律:听诊特点_____,听诊部位_____

房颤:听诊特点_____

听诊部位_____,最常见病因_____

二尖瓣狭窄:杂音部位_____,时期_____,性质_____

二尖瓣关闭不全:杂音部位_____,时期_____,性质_____

强度_____,传导_____

二尖瓣狭窄并关闭不全:杂音部位_____,时期_____

性质_____,强度_____,传导_____

主动脉瓣狭窄:杂音部位_____,时期_____

性质_____,强度_____,传导_____

主动脉瓣关闭不全:杂音部位_____,时期_____

性质_____,传导_____

主动脉瓣狭窄并关闭不全:杂音部位_____,时期_____

性质_____,强度_____,传导_____

腹部触诊异常体征

压痛:部位_____

反跳痛:部位_____

肝:大小_____,质地_____,形态及表面情况:_____

脾:大小_____,质地_____,形态及表面情况:_____

Murphy 征:检查方法_____

特点_____

带教老师:_____ 评估者:_____   _____年_____月_____日

（张　展）

实践七　实验室检测见习及报告单阅读

【知识准备】

1. 实验室检测的标本采集方法。

2. 实验室检测项目正常参考值及异常结果的临床意义。

【实践目标】

1. 具有无菌操作的职业观念,职业安全意识。

2. 学会常用实验室检测标本采集和报告单的阅读。

【实践学时】　1 学时

【实践准备】

1. 评估者准备　衣帽整洁,衣着得体,举止端庄。

2. 教师准备　协调医院检验科;若无条件到医院见习,准备实验室检测相关视频、实验室检测报告单。

【实践步骤】

1. 方法一　医院检验科见习

（1）学生每 8～10 人为一组,参观医院检验科。

（2）带教老师介绍检验仪器设备使用、功能,示教标本采集、检验操作。

（3）带教老师选取临床检验报告单给学生阅读讨论。

（4）完成实践报告。

2. 方法二　观看实验室检测相关视频

（1）观看实验室检测相关视频。

（2）学生每 8～10 人为一组,教师出示典型临床检验报告单。

（3）学生阅读讨论检验报告单。

（4）完成实践报告。

【实践内容】

1. 实验室检测标本采集。

2. 阅读分析临床检验报告单。

【实践报告】

实 践 报 告

课程名称：＿＿＿＿＿＿＿＿　实践项目：＿＿＿＿＿＿＿＿　实践地点：＿＿＿＿＿＿＿

检测报告单

（粘贴处）

检测报告单分析

带教老师：＿＿＿＿＿＿＿＿　评估者：＿＿＿＿＿＿＿　　　　　　＿＿＿年＿＿＿月＿＿＿日

（张　展）

实践八　心电图描记及图形分析

【知识准备】

1. 心电图机的操作程序。
2. 心电图各导联的连接方式。
3. 心电图的测量、各波段正常值。
4. 心电图的分析记录方法。

【实践目标】

1. 熟练掌握心电图各导联连接和按步骤规范描记心电图。
2. 学会测量心电图各波段的时间及振幅，并对照其正常值分析。

【实践学时】　2 学时

【实践准备】

1. 评估者准备　衣帽整洁，举止端庄，沉着镇定。
2. 被评估对象准备　理解与配合，短暂休息，放松心情，平卧于床。
3. 用物准备　心电图机、记录纸、记号笔、导电胶、酒精和棉球等。
4. 环境准备　室内整洁、安静舒适，酌情关闭门窗，必要时遮挡屏风。

【实践步骤】

1. 分组示教　学生每 8～10 人一组，请一名自愿报名的学生为被评估对象，教师一边讲解操作要点和注意事项，一边示范操作。
2. 学生练习　学生每 8～10 人一组，互为被评估对象，进行心电图描记操作练习。
3. 分析报告　学生测量分析自己的心电图。

4. 小结评价　教师任意抽取一组学生操作心电图描记,其他学生观看,再对心电图测量分析提问;先由学生指出存在的不足,然后教师进行评价矫正;最后,教师归纳小结。

【实践内容】

1. 设定心电图机。

2. 放置肢体导联和胸导联电极。

3. 描记心电图　依次记录 12 个导联的心电图,描记结束后整理用物,关闭电源。

4. 标记心电图纸　在描记好的心电图记录纸上,标记被评估对象姓名、性别、年龄、描记日期等,并标记各导联。

5. 分析心电图,填写心电图实践报告单。

【考核标准】

心电图描记及图形分析考核标准

专业_____班级_____　姓名_____　学号_____

项目	评分要点		得分
操作前准备 (8分)	①评估者衣帽整洁,举止端庄,沉着镇定(2分) ②被评估对象理解与配合,短暂休息,放松平卧(2分) ③用物备齐:心电图机、记录纸、导电胶等(2分) ④环境安静整洁舒适,酌情关闭门窗,屏风遮挡(2分)		
设定心电图机 (6分)	①在连接好地线后接通电源(2分) ②选择走纸速度 25mm/s、定准电压 10mm/mV(2分) ③将记录笔置于心电图纸的中心线上(2分)		
放置电极 (36分)	正确放置肢体导联及胸导联电极(36分)		
描记心电图 (16分)	切换导联	①依次记录 Ⅰ、Ⅱ、Ⅲ、aVR、aVL、aVF 及 $V_1 \sim V_6$ 共 12 个导联的心电图(4分) ②用手动方式记录心电图时,各导联记录正确完整(4分)	
	整理用物	①描记结束后,取下电极并清洁,整理导联线(4分) ②将心电图机面板上的各控制钮复位,最后切断电源(4分)	
标记心电图纸 (6分)	①标记受检者姓名、性别、年龄、描记日期等(3分) ②正确标记各心电图导联(3分)		
分析心电图、填写报告单 (20分)	①正确测量分析心电图(10分) ②正确填写心电图实践报告单(10分)		
综合评价 (8分)	①操作过程有效沟通(2分) ②动作轻柔、协调,体现人文关怀(2分) ③手法准确,操作熟练(2分) ④同步语言告知被评估对象配合(2分)		
合计	100分		

考评教师:_____　　　　　　　_____年_____月_____日

【实践报告】

实 践 报 告

课程名称:＿＿＿＿＿＿＿＿　　实践项目:＿＿＿＿＿＿＿＿　　实践地点:＿＿＿＿＿＿＿＿

被评估对象姓名:＿＿＿＿＿＿＿　　性别:＿＿＿＿＿　　年龄:＿＿＿＿＿

描记图纸

（粘贴处）

测量内容

1. 走纸速度＿＿＿＿＿＿＿＿＿ mm/s　　　　定准电压＿＿＿＿＿＿＿＿ mV

2. 心率:心房率＿＿＿＿＿＿＿次/分　　　心室率＿＿＿＿＿＿＿次/分

3. 心电轴:(□不偏　□左偏　□右偏)

4. P波:时间＿＿＿＿＿＿＿秒

       电压＿＿＿＿＿mV

       方向:Ⅰ导联＿＿＿＿＿Ⅱ导联＿＿＿＿＿aVR导联＿＿＿＿＿aVF导联＿＿＿＿＿

5. PR间期＿＿＿＿＿＿秒

6. QRS波群:时间＿＿＿＿＿＿秒

      电压:R_I＿＿＿＿＿ mV　R_{aVR}＿＿＿＿＿ mV　R_{aVL}＿＿＿＿＿ mV

      R_{aVF}＿＿＿＿＿ mV　R_{V1}＿＿＿＿＿ mV　R_{V5}＿＿＿＿＿ mV

      波形:aVR呈＿＿＿＿＿　　V_1呈＿＿＿＿＿　　V_5呈＿＿＿＿＿

7. ST波段(各导联抬高、压低数值):＿＿＿＿＿＿＿＿＿＿＿＿

8. T波段(各导联低平、倒置情况):＿＿＿＿＿＿＿＿＿＿＿＿

9. QT间期＿＿＿＿＿秒

心电图分析结果

带教老师:＿＿＿＿＿评估者:＿＿＿＿＿　　　　　　　　＿＿＿年＿＿＿月＿＿＿日

（刘素碧）

实践九　影像学检查见习

【知识准备】

1. X线、超声检查的基本原理。

2. X线、超声检查的常用方法。

3. X线、超声检查的临床应用。

【实践目标】

1. 具有X线检查防护的意识。

2. 学会影像学检查前后的护理。

3. 学会正确指导孕产妇选择适宜的影像学检查方法。

【实践学时】 1学时

【实践准备】

1. 学生准备　衣帽整洁,衣着得体,举止端庄。

2. 教师准备　联系医院放射科、超声科。若无条件到医院见习,应准备影像检查相关视频。

【实践步骤】

1. 方法一　放射科、超声科见习。

（1）学生分为两组,一组到超声科,另一组到放射科。

（2）带教老师介绍影像检查的基本原理、临床应用和检查前后的护理,重点介绍超声在妇产科中的应用;演示基本图像。

（3）两科室见习完后相互交换。

2. 方法二　观看影像检查相关视频。

【实践内容】

1. 透视、摄片检查前后的护理、基本图像。

2. 超声检查前后的护理、基本图像。

（张　展）

实践十　健康资料的收集及入院评估单的书写

【知识准备】

1. 健康资料的主要内容。

2. 入院评估单的格式和书写要求。

【实践目标】

1. 熟练掌握健康资料的收集。

2. 学会正确、完整地填写入院评估单。

3. 具有科学的临床思维。

【实践学时】 2学时

【实践准备】

1. 教师准备　准备模拟病人,或与医院相关临床科室联系准备病情稳定、症状和体征明显的病人。

2. 评估者准备　了解有关病人的信息,结合入院评估单明确需要向病人收集的内容。

3. 被评估对象准备　妥善安置病人,向病人说明评估的意义,取得理解和配合,必要时需家属或其照顾者陪伴。

4. 用物准备　记录纸、笔、评估测量工具、病人病历等。

5. 环境准备　安静、整洁,光线、温度、湿度适宜,必要时关闭门窗、屏风遮挡。

【实践步骤】

1. 教师示教　带教老师对病人进行健康史采集、身体评估、心理-社会评估,翻阅病人辅助检查阳性结果,对所有资料进行归纳分析。

2. 学生练习　学生每8~10人为一组,选一学生代表,在教师或医院带教老师指导下进行健康史采集、身体评估和心理-社会评估,并通过病历阅读各种辅助检查报告,最后进行整理、分析,并作出护理诊断。

3. 教师小结　带教老师对健康史采集、身体评估和心理-社会评估的方法、内容,护理诊断进行评价矫正。

4. 填写入院评估单　根据收集的健康资料,完成入院评估单。

【实践内容】

1. 健康史采集。

2. 系统身体评估。

3. 心理-社会评估。

4. 查阅辅助检查结果。

5. 完成入院评估单。

【考核标准】

健康资料收集与入院评估单书写考核标准

专业_____　班级_____　姓名_____　学号_____

项目	评分要点	得分
评估前准备 (2分)	着装正确、环境适宜、用物齐全、时机适宜(1分);必要时先查阅病历或询问相关人员了解病人一般情况(1分)	
健康史评估 (20分)	一般资料(2分)、主诉(3分)、现病史(7分)、既往史(1分)、用药史(1分)、生长发育史(1分)、婚姻史(1分)、月经生育史(1分)、家族史(1分)、系统回顾(2分)	
身体评估 (30分)	一般状态(3分)、皮肤黏膜情况(2分)、浅表淋巴结检查(3分)、头面及颈部检查(3分)、胸部检查(6分)、腹部检查(3分)、肛门直肠及外生殖器检查(4分)、脊柱四肢检查(3分)、神经反射检查(3分)	
心理-社会评估 (3分)	心理评估(2分)、社会评估(1分)	
辅助检查 (5分)	实验室检查、超声波检查、心电图、影像学检查、内镜检查等阳性指标(5分)	
评估后护理 (3分)	协助评估对象整理衣物和取合适的休息体位(1分),向评估对象表示感谢(1分),整理收集的资料,发现缺漏立即补充完善(1分)	
综合评价 (5分)	与病人沟通有效,关爱病人,注意保护病人隐私(2分) 收集资料完整全面、可靠程度高(3分)	
入院评估单 (30分)	填写完整(10分)、真实、准确(10分) 护理诊断表述正确(10分)	
总分	100分	

考评教师:_____　　　　　　　　　_____年_____月_____日

【实践报告】

见第十章表10-1入院护理评估单

（张展　曹学华）

附　录

附录一　常用实验室检测参考值

（一）血液一般检验

血红蛋白（Hb）	男性 120～160g/L
	女性 110～150g/L
	新生儿 170～200g/L
红细胞（RBC）	男性（4.0～5.5）×10¹²/L

血红蛋白（Hb）　　　　　　　男性 120～160g/L

女性 110～150g/L

新生儿 170～200g/L

红细胞（RBC）　　　　　　　男性$(4.0～5.5)×10^{12}/L$

女性$(3.5～5.0)×10^{12}/L$

新生儿$(6.0～7.0)×10^{12}/L$

白细胞（WBC）　　　　　　　成人$(4.0～10.0)×10^9/L$

新生儿$(15.0～20.0)×10^9/L$

6 个月至 2 岁$(11.0～12.0)×10^9/L$

白细胞分类计数

百分率

中性杆状核粒细胞　　　　0.00～0.05（0～5%）

中性分叶核粒细胞　　　　0.50～0.70（50%～70%）

嗜酸性粒细胞　　　　　　0.005～0.05（0.5%～5%）

嗜碱性粒细胞　　　　　　0.00～0.05（0～1%）

淋巴细胞　　　　　　　　0.00～0.05（20%～40%）

单核细胞　　　　　　　　0.00～0.05（3%～8%）

绝对值

中性杆状核粒细胞　　　　$(0.04～0.05)×10^9/L$

中性分叶核粒细胞　　　　$(2.0～7.0)×10^9/L$

嗜酸性粒细胞　　　　　　$(0.05～0.5)×10^9/L$

嗜碱性粒细胞　　　　　　$(0.00～0.1)×10^9/L$

淋巴细胞　　　　　　　　$(0.8～4.0)×10^9/L$

单核细胞　　　　　　　　$(0.12～0.8)×10^9/L$

血小板计数　　　　　　　$(100～300)×10^9/L$

网织红细胞　　　　　　　百分数 0.5%～1.5%

绝对值$(24～84)×10^9/L$

（二）凝血功能检查

出血时间	出血时间测定器法(6.9±2.1)min
凝血时间	试管法(4~12)min
活化部分凝血时间(APTT)	手工法:31~43s
	延长超过10s以上为异常
国际正常化比值(INR)	1.0±0.1
血浆凝血酶原时间(PT)	11~13s(超过对照值3s为延长)
血浆纤维蛋白原(Fg)	Clauss法(凝血酶比浊法):2~4g/L

（三）尿液检查

尿量	1000~2000ml/24h
外观	透明,淡黄色
酸碱反应	弱酸性,pH约6.5
比重	1.015~1.025
蛋白质	定性　阴性
	定量20~130ml/24h(平均40ml/24h)
葡萄糖	定性　阴性
	定量0.56~5.0mmol/24h
	(100~900mg/24h)
酮体	定性　阴性
	定量(以丙酮计)0.34~0.85mmol/24h
	(20~50mg/24h)
尿胆原	定性阴性或弱阳性
	定量0.84~4.2μmol/24h
尿胆素定性试验	阴性
尿胆红素	定性　阴性
	定量≤3.4mg/L
尿隐血试验	阴性
尿淀粉酶	Somogyi法:≤1000U
尿沉渣镜检	
白细胞	<5个/HP
红细胞	<3个/HP
扁平或大圆上皮细胞	少许/HP
透明管型	偶见/HP

（四）粪便检查

量	100~300g/24h
颜色	黄褐色
胆红素	阴性
隐血试验	阴性

细胞、上皮细胞或白细胞	无或偶见/HP

（五）肝功能检查

血清总蛋白（TP）	60~80g/L
	双缩脲法:新生儿46~70g/L
	7月~1周岁51~73g/L
	>3周岁62~76g/L
血清清蛋白（A）	40~55g/L
血清球蛋白（G）	20~30g/L
清蛋白/球蛋白比值	1.5~2.5:1
血清蛋白电泳	清蛋白20~30g/L
（醋酸纤维膜法）	球蛋白$\alpha_1$0.03~0.04(3%~4%)
	$\alpha_2$0.06~0.10(6%~10%)
	β0.07~0.11(7%~11%)
	γ0.09~0.18(9%~18%)
血清总胆红素（STB）	成人3.4~17.1μmol/L
	新生儿0~1天　34~103μmol/L
	新生儿1~2天　103~171μmol/L
	新生儿3~5天　68~137μmol/L
血清结合胆红素（CB）	0~6.8μmol/L
血清非结合胆红素（UCB）	1.7~10.2μmol/L
丙氨酸氨基转移酶（ALT）	连续监测法:10~40U/L
	终止法:5~25卡门单位
天门冬酸氨基转移酶（AST）	连续监测法:10~40U/L
	终止法:8~28U
ALT/AST比值	≤1
血清碱性磷酸酶（ALP）	连续监测法(30℃):
	成人<40~110U/L
	儿童<250U/L
γ-谷氨酰转移酶（GGT或γ-GT）	连续监测法<50U/L

（六）乙型肝炎标志物检查

乙型肝炎病毒表面抗原（HBsAg）	ELISA法:阴性(S/CO≤2.1)
	RIA法:阴性
乙型肝炎病毒表面抗体（HBsAb）	ELISA法:阴性(S/CO≤2.1)
	RIA法:阴性
乙型肝炎病毒e抗原（HBeAg）	ELISA法:阴性(S/CO≤2.1)
	RIA法:阴性
乙型肝炎病毒e抗体（HBeAb）	ELISA法:阴性(S/CO≤2.1)
	RIA法:阴性

乙型肝炎病毒核心抗原（HBcAg）　　ELISA 法:阴性（S/CO≤2.1）

RIA 法:阴性

乙型肝炎病毒核心抗体（抗 HBc）　　ELISA 法:阴性（S/CO≤2.1）

RIA 法:阴性

（七）肾功能检查

尿素氮　　　　　　　　　　　　　成人 3.2 ~ 7.1mmol/L

儿童 1.8 ~ 6.5mmol/L

肌酐　　　　　　　　　　　　　　全血 76 ~ 88.41μmol/L

血清或血浆男性 53 ~ 106μmol/L

女性 44 ~ 97μmol/L

内生肌酐清除率（Ccr）　　　　　　80 ~ 120ml/min

昼夜尿比重试验

24h 尿总量　　　　　　　　　　1000 ~ 2000ml

夜尿量　　　　　　　　　　　　<750ml

昼尿量/夜尿量比值　　　　　　3 ~ 4:1

尿渗量测定

禁饮后尿渗量　　　　　　　　　600 ~ 1000mOsm/kgH$_2$O

血浆渗量　　　　　　　　　　　　275 ~ 305mOsm/kgH$_2$O

尿渗量/血浆渗量比值　　　　　　3.0 ~ 4.5:1

（八）肺功能检查

动脉血氧分压（PaO$_2$）　　　　　12.6 ~ 13.3KPa（95 ~ 100mmHg）

动脉血二氧化碳分压（PaCO$_2$）　4.7 ~ 6.0KPa（35 ~ 45mmHg）

动脉血氧饱和度（SaO$_2$）　　　　0.95 ~ 0.98（95% ~ 98%）

血液酸碱度（pH 值）　　　　　　7.35 ~ 7.45（平均 7.40）

碳酸氢盐（标准或实际）　　　　　22 ~ 72mmol/L

全血缓冲碱（BB）　　　　　　　　45 ~ 55mmol/L

碱剩余（BE）　　　　　　　　　　成人 0±2.3mmol/L

儿童 −4 ~ +2mmol/L

（九）常见生化检查

血糖（空腹）　　　　　　　　　　葡萄糖氧化酶法:3.9 ~ 6.1mmol/L

邻甲苯胺法:3.9 ~ 6.4mmol/L

口服葡萄糖耐量试验（OGTT）

空腹血糖　　　　　　　　　　　3.9 ~ 6.1mmol/L

服糖后 0.5 ~ 1h　　　　　　　升至高峰 7.8 ~ 9.0mmol/L

服糖后 2h　　　　　　　　　　血糖恢复至空腹水平

尿糖　　　　　　　　　　　　　　阴性

血清总胆固醇（TC）　　　　　　　成人 2.86 ~ 5.98mmol/L

儿童 3.12 ~ 5.2mmol/L

血清游离胆固醇	1.3~2.08mmol/L
血清甘油三酯(TG)	0.56~1.7mmol/L
血清钾	3.5~5.5mmol/L
血清钠	135~145mmol/L
血清氯	95~105mmol/L
血清钙总钙(比色法)	2.25~2.58mmol/L
离子钙(离子选择电极法)	1.10~1.34mmol/L
血清无机磷	成人0.97~1.61mmol/L
	儿童1.29~1.94mmol/L
血清铁	亚铁嗪显色法:男性11~30μmol/L
	女性9~27μmol/L
	儿童9~22μmol/L
血清铁蛋白(SF)	ELISA法或RIA法:
	男性15~200μmol/L
	女性12~150μmol/L
血清总铁结合力(TIBC)	男性50~77μmol/L
	女性54~77μmol/L
转铁蛋白(Tf)	免疫比浊法:28.6~51.9μmol/L
肌酸激酶(CK)	酶偶联法:37℃男性38~174U/L
	女性26~140U/L
	30℃男性15~105U/L
	女性10~80U/L
	肌酸显色法:男性15~163U/L
	女性3~135U/L
	连续监测法:男性38~174U/L
	女性26~140U/L
肌酸激酶同工酶(Ckiso)	CK-MB<0.05(5%)
血清淀粉酶(AMS)	Somogyi法:总活性800~1800U/L
	染色淀粉法:760~1450U/L
	酶偶联法:20~115U/L
红细胞沉降率(ESR)	男性0~15/1h末
	女性0~20/1h末

（十）肿瘤标志物

甲胎蛋白(AFP)	对流免疫电泳法:阴性
	RIA、CLIA、ELISA法:血清<25μg/L
癌胚抗原(CEA)	RIA、CLIA、ELISA法:血清<5μg/L
	RIA、CLIA、ELISA法:
	血清<3.5万U/L

糖链抗原 19-9（CA19-9）　　　　　RIA、CLIA、ELISA 法：

　　　　　　　　　　　　　　　　　　　　血清<3.7 万 μ/L

癌抗原 125（CA125）　　　　　　　<3.5 万 U/L

（十一）脑脊液检查

性状　　　　　　　　　　　　　　无色,清晰透明

压力　　　　　　　　　　　　　　成人:0.78～1.76kPa

　　　　　　　　　　　　　　　　儿童:0.4～1.0kPa

　　　　　　　　　　　　　　　　婴儿:0.29～0.78kPa

蛋白　　　　　　　　　　　　　　定性试验:阴性

　　　　　　　　　　　　　　　　定量:腰椎穿刺 0.20～0.45g/L

　　　　　　　　　　　　　　　　　　　小脑延髓池穿刺 0.10～0.25g/L

　　　　　　　　　　　　　　　　　　　脑室穿刺 0.05～0.15g/L

清蛋白　　　　　　　　　　　　　0.1～0.3g/L

葡萄糖　　　　　　　　　　　　　2.5～4.5mmol/L

氯化物　　　　　　　　　　　　　120～130mmol/L

乳酸脱氢酶（LD）　　　　　　　　3～40U/L

附录二　NANDA 的 201 项护理诊断（2009～2011）

领域 1：健康促进

健康维护能力低下

自我健康管理无效

持家能力障碍

有免疫状态改善的趋势

忽视自我健康管理

有营养改善的趋势

家庭执行治疗方案无效

有自我健康管理改善的趋势

领域 2：营养

无效性婴儿喂养型态

营养失调:低于机体需要量

营养失调:高于机体需要量

有营养失调的危险:高于机体需要量

吞咽障碍

有血糖不稳定的危险

新生儿黄疸

有肝功能受损的危险

有电解质失衡的危险

有体液平衡改善的趋势

体液不足

体液过多

有体液不足的危险

有体液失衡的危险

领域 3：排泄

排尿障碍

功能性尿失禁

溢出性尿失禁

反射性尿失禁

压力性尿失禁

急迫性尿失禁

有急迫性尿失禁的危险

尿潴留

有排尿功能改善的趋势

排便失禁

便秘

感知性便秘

有便秘的危险

腹泻
胃肠动力失调
有胃肠动力失调的危险
气体交换障碍

领域4：活动/休息
失眠
睡眠型态紊乱
睡眠剥夺
有睡眠改善的趋势
有废用综合征的危险
缺乏娱乐活动
久坐的生活方式
床上活动障碍
躯体活动障碍
借助轮椅活动障碍
移动能力障碍
行走障碍
术后康复迟缓
能量场紊乱
疲乏
活动无耐力
有活动无耐力的危险
有出血的危险
低效性呼吸型态
心排出量减少
外周组织灌注无效
有心脏组织灌注不足的危险
有脑组织灌注无效的危险
有胃肠道灌注无效的危险
有肾脏灌注无效的危险
有休克的危险
自主呼吸障碍
呼吸机依赖
有自理能力增强的趋势
沐浴/卫生自理缺陷
穿着/修饰自理缺陷
进食自理缺陷
如厕自理缺陷

领域5：感知/认知
单侧身体忽视
环境认知障碍综合征
漫游状态
感知觉紊乱(具体说明:视觉、听觉、方位感、味觉、触觉、嗅觉)
急性意识障碍
慢性意识障碍
有急性意识障碍的危险
知识缺乏
有知识增进的趋势
记忆功能障碍
有决策能力增强的趋势
活动计划无效
语言沟通障碍
有沟通增进的趋势

领域6：自我感知
有个人尊严受损的危险
无望感
自我认同紊乱
有孤独的危险
有能力增强的趋势
无能为力感
有无能为力感的危险
有自我概念改善的趋势
情境性低自尊
长期性低自尊
有情境性低自尊的危险
体像紊乱

领域7：角色关系
照顾者角色紧张
有照顾者角色紧张的危险
养育功能障碍
有养育功能改善的趋势
有养育功能障碍的危险
有依附关系受损的危险
家庭运作过程失常
家庭运作过程改变

有家庭运作过程改善的趋势

母乳喂养有效

母乳喂养无效

母乳喂养中断

父母角色冲突

有关系改善的趋势

无效性角色行为

社会交往障碍

领域 8：性

性功能障碍

性生活型态无效

有生育进程改善的趋势

有母体与胎儿双方受干扰的危险

领域 9：应对/应激耐受性

创伤后综合征

有创伤后综合征的危险

强暴创伤综合征

迁移应激综合征

有迁移应激综合征的危险

焦虑

对死亡的焦虑

有威胁健康的行为

妥协性家庭应对

无能性家庭应对

防卫性应对

应对无效

社区应对无效

有应对增强的趋势

有社区应对增强的趋势

有家庭应对增强的趋势

无效性否认

恐惧

悲伤

复杂性悲伤

有复杂性悲伤的危险

个人恢复能力障碍

有恢复能力受损的危险

有恢复能力增强的趋势

持续性悲伤

压力负荷过重

自主性反射失调

有自主性反射失调的危险

婴儿行为紊乱

有婴儿行为紊乱的危险

有婴儿行为调节改善的趋势

颅内调适能力降低

领域 10：生活准则

有希望增强的趋势

有精神安适增进的趋势

抉择冲突

道德困扰

不依从行为

宗教信仰减弱

有宗教信仰增强的趋势

有宗教信仰减弱的危险

精神困扰

有精神困扰的危险

领域 11：安全/防护

有感染的危险

清理呼吸道无效

有误吸的危险

有婴儿猝死综合征的危险

牙齿受损

有跌倒的危险

有受伤害的危险

有手术期体位性损伤的危险

口腔黏膜受损

有外周神经血管功能障碍的危险

防护能力低下

皮肤完整性受损

有皮肤完整性受损的危险

有窒息的危险

组织完整性受损

有外伤的危险

有血管损伤的危险

自伤

有自伤的危险

有自杀的危险

有对他人施行暴力的危险

有对自己施行暴力的危险

受污染

有受污染的危险

有中毒的危险

乳胶过敏反应

有乳胶过敏反应的危险

有体温失调的危险

体温过高

体温过低

体温调节无效

领域 12：舒适

有舒适增进的趋势

舒适度减弱

恶心

急性疼痛

慢性疼痛

社交孤立

领域 13：生长/发展

成人身心功能衰退

生长发展迟缓

有发展迟缓的危险

有生长比例失调的危险

教 学 大 纲

一、课程性质

　　健康评估是中等卫生职业教育助产、护理专业一门重要的专业核心课程。本课程的主要内容包括健康史评估、症状评估、身体评估、心理-社会评估、常用实验室检测及心电图和影像学检查、健康资料与护理诊断、护理评估记录书写等。本课程的主要任务是让学生在掌握健康评估的基本理论、基本知识和基本技能的基础上，能对评估对象生理、心理、社会等各方面的健康状况做出初步的科学判断，书写完整的护理病历。本课程的先修课程包括解剖学基础、生理学基础、药物学基础等。后续课程包括基础护理、产科学基础、助产技术、母婴护理、儿童护理、成人护理等。

二、课程目标

　　通过本课程的学习，学生能够达到下列要求：

（一）职业素养目标

1. 具有良好的职业道德和伦理观念，关爱评估对象，保护其隐私。
2. 具有认真负责的工作态度和吃苦耐劳的敬业精神。
3. 具有良好的护患沟通能力、团队意识、安全意识。

（二）专业知识

1. 掌握健康史评估的方法和内容。
2. 掌握常见症状的评估要点。
3. 熟悉常见症状的主要护理诊断/问题。
4. 了解常见症状的病因。
5. 掌握身体评估主要的内容、方法。
6. 熟悉身体评估结果判断及临床意义。
7. 了解心理-社会评估的方法和内容。
8. 掌握实验室检测的标本采集。
9. 熟悉常用实验室检测的正常参考值及异常结果的临床意义。
10. 掌握正常心电图知识。
11. 熟悉常见异常心电图。
12. 熟悉 X 线、超声检查的护理。
13. 了解超声检查的临床应用。
14. 熟悉护理评估记录书写的要求。

（三）技能目标

1. 熟练掌握健康史评估。
2. 熟练掌握身体评估的方法。
3. 学会正确描记心电图。
4. 学会根据健康资料概括护理诊断。
5. 学会护理评估记录的书写。

三、教学时间分配

教学内容	学时		
	理论	实践	合计
一、绪论	0.5		0.5
二、健康史评估	1.5	2	3.5
三、症状评估	5		5
四、身体评估	12	10	22
五、心理-社会评估	2		2
六、常用实验室检测	6	1	7
七、心电图检查	5	2	7
八、影像学检查	2	1	3
九、健康资料与护理诊断	1		1
十、护理评估记录书写	1	2	3
合　计	36	18	54

四、课程内容和要求

单元	教学内容	教学要求	教学活动参考	参考学时	
				理论	实践
一、绪论	1. 健康评估的概念 2. 健康评估的内容 3. 健康评估的学习方法与要求	了解 了解 了解	理论讲授	0.5	
二、健康史评估	（一）健康史评估方法及注意事项 1. 健康史评估的方法 2. 健康史评估的注意事项 （二）健康史的内容 1. 一般资料 2. 主诉 3. 现病史 4. 既往史 5. 用药史 6. 生长发育史 7. 婚姻史 8. 月经生育史 9. 家族史 10. 系统回顾	 掌握 了解 掌握 掌握 掌握 掌握 掌握 掌握 掌握 掌握 掌握 了解	理论讲授 多媒体示教	1.5	
	实践一　健康史评估	熟练掌握	角色扮演 技能实践		2

续表

单元	教学内容	教学要求	教学活动参考	参考学时 理论	参考学时 实践
三、症状评估	（一）发热			5	
	1. 病因	了解			
	2. 评估要点	掌握			
	3. 主要护理诊断/问题	熟悉			
	（二）疼痛				
	1. 胸痛	掌握			
	2. 腹痛	掌握			
	（三）咳嗽与咳痰				
	1. 病因	了解			
	2. 评估要点	掌握			
	3. 主要护理诊断/问题	熟悉			
	（四）咯血				
	1. 病因	了解			
	2. 评估要点	掌握			
	3. 主要护理诊断/问题	熟悉			
	（五）呼吸困难				
	1. 病因	了解			
	2. 评估要点	掌握			
	3. 主要护理诊断/问题	熟悉			
	（六）黄疸				
	1. 病因	了解			
	2. 评估要点	掌握			
	3. 主要护理诊断/问题	熟悉			
	（七）恶心与呕吐				
	1. 病因	了解			
	2. 评估要点	掌握			
	3. 主要护理诊断/问题	熟悉			
	（八）呕血				
	1. 病因	了解			
	2. 评估要点	掌握			
	3. 主要护理诊断/问题	熟悉			
	（九）腹泻与便秘				
	1. 腹泻	掌握			
	2. 便秘	熟悉			
	（十）惊厥与抽搐				
	1. 病因	了解			
	2. 评估要点	掌握			
	3. 主要护理诊断/问题	熟悉			
四、身体评估	（一）身体评估基本方法		理论讲授 多媒体演示 角色扮演	12	
	1. 评估前准备	熟悉			
	2. 基本方法	掌握			

单元	教学内容	教学要求	教学活动参考	参考学时	
				理论	实践
	（二）全身状态评估		情景教学示教		
	1. 生命体征	掌握			
	2. 意识状态	掌握			
	3. 面容和表情	熟悉			
	4. 发育和体型	熟悉			
	5. 营养状态	熟悉			
	6. 体位	熟悉			
	7. 步态	熟悉			
	（三）皮肤黏膜及浅表淋巴结评估				
	1. 皮肤黏膜评估	熟悉			
	2. 浅表淋巴结评估	了解			
	（四）头面部及颈部评估				
	1. 头面部评估	熟悉			
	2. 颈部评估	熟悉			
	（五）胸部评估				
	1. 胸部的体表标志	熟悉			
	2. 胸壁、胸廓及乳房评估	熟悉			
	3. 肺和胸膜评估	掌握			
	4. 心脏评估	掌握			
	5. 周围血管征评估	了解			
	（六）腹部评估				
	1. 腹部的体表标志和分区	了解			
	2. 腹部评估	掌握			
	（七）肛门与直肠评估				
	1. 评估体位	了解			
	2. 评估方法及内容	了解			
	（八）脊柱四肢评估				
	1. 脊柱评估	了解			
	2. 四肢评估	了解			
	（九）神经反射评估				
	1. 生理反射	了解			
	2. 病理反射	了解			
	3. 脑膜刺激征	了解			
	实践二　一般状态及头颈部评估	熟练掌握	技能实践		2
	实践三　肺部评估	熟练掌握			2
	实践四　心脏评估	熟练掌握			2
	实践五　腹部、脊柱、四肢和神经反射评估	熟练掌握			2
	实践六　心、肺、腹异常体征听触训练	学会			2

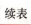

续表

单元	教学内容	教学要求	教学活动参考	参考学时	
				理论	实践
五、心理-社会评估	（一）心理评估		理论讲授 角色扮演 情景教学	2	
	1. 心理评估方法	了解			
	2. 心理评估内容	了解			
	（二）社会评估				
	1. 社会评估方法	了解			
	2. 社会评估内容	了解			
六、常用实验室检测	（一）血液检测		理论讲授 多媒体演示 自学讨论	6	
	1. 血液标本采集	掌握			
	2. 血液常规检测	掌握			
	3. 其他常用血液检测	了解			
	（二）尿液检测				
	1. 标本采集	掌握			
	2. 检测内容	熟悉			
	（三）粪便检测				
	1. 标本采集	掌握			
	2. 检测内容	了解			
	（四）常用肾功能检测				
	1. 肾小球功能检测	熟悉			
	2. 肾小管功能检测	熟悉			
	3. 血尿酸检测	了解			
	（五）常用肝功能检测				
	1. 蛋白质代谢功能检测	熟悉			
	2. 胆红素代谢检测	熟悉			
	3. 血清酶学检测	熟悉			
	（六）浆膜腔穿刺液检测				
	1. 标本采集	了解			
	2. 一般性状检测	了解			
	3. 化学检测	了解			
	4. 显微镜检测	了解			
	5. 细菌学检测	了解			
	（七）常用血液生化检测				
	1. 血清电解质测定	掌握			
	2. 血糖测定和糖耐量试验	掌握			
	3. 血清心肌酶和心肌蛋白测定	了解			
	4. 血清脂质和脂蛋白测定	了解			
	5. 血清淀粉酶和脂肪酶测定	了解			
	6. 甲状腺激素与促甲状腺激素测定	了解			
	（八）常用免疫学检测				
	1. 病毒性肝炎血清标志物检测	了解			
	2. 甲种胎儿球蛋白测定	了解			
	实践七:实验室检测见习及报告单阅读	了解	临床见习		1

单元	教学内容	教学要求	教学活动参考	参考学时	
				理论	实践
七、心电图检查	（一）心电图基本知识		理论讲授 多媒体演示 自学讨论 示教	5	
	1. 心电图导联	掌握			
	2. 心电图各波段的组成与命名	熟悉			
	3. 心电图的描记	掌握			
	（二）正常心电图				
	1. 心电图测量	了解			
	2. 心电图各波段正常值	熟悉			
	3. 心电图的分析方法与临床应用	了解			
	（三）常见异常心电图				
	1. 房室肥大	了解			
	2. 心律失常	熟悉			
	3. 心肌梗死	了解			
	（四）动态心电图与心电监护				
	1. 动态心电图	了解			
	2. 心电监护	了解			
	实践八:心电图描记及图形分析	学会	技能实践		2
八、影像学检查	（一）X线检查		理论讲授 自学讨论	2	
	1. X线检查的基本原理	了解			
	2. X线检查的方法	了解			
	3. X线检查的护理	熟悉			
	4. X线检查的临床应用	了解			
	（二）超声检查				
	1. 超声的基本知识	了解			
	2. 超声检查的护理	熟悉			
	3. 超声检查的临床应用	了解			
	（三）其他影像学检查				
	1. 电子计算机体层成像检查	了解			
	2. 磁共振成像检查	了解			
	实践九:影像学检查见习	了解	临床见习		1
九、健康资料与护理诊断	（一）健康资料		理论讲授 分组讨论	1	
	1. 健康资料的类型	了解			
	2. 健康资料的内容	了解			
	（二）护理诊断				
	1. 护理诊断的类型	熟悉			
	2. 护理诊断的表述	掌握			
	3. 护理诊断的排序	掌握			

续表

单元	教学内容	教学要求	教学活动参考	参考学时	
				理论	实践
十、护理评估记录书写	（一）护理评估记录书写的要求 1.护理评估记录书写的意义 2.护理评估记录书写的要求 （二）常用护理评估单的种类 1.入院评估单 2.专项评估单 3.出院评估单	 了解 熟悉 掌握 了解 了解	理论讲授 演示	1	
	实践十：健康资料的收集及入院评估单的书写	学会	临床见习 技能实践		2

五、说明

（一）教学安排

本教学大纲主要供中等卫生职业教育助产、护理专业教学使用，第二学期开设，总学时为 54 学时，其中理论教学 36 学时，实践教学 18 学时。学分为 3 学分。

（二）教学要求

1. 本课程对理论部分教学要求分为掌握、熟悉、了解 3 个层次。掌握：指对基本知识、基本理论有较深刻的认识，并能综合、灵活地运用所学的知识解决实际问题。熟悉：指能够领会概念、原理的基本含义，解释护理现象。了解：指对基本知识、基本理论能有一定的认识，能够记忆所学的知识要点。

2. 本课程重点突出以岗位胜任力为导向的教学理念，在实践技能方面分为熟练掌握和学会 2 个层次。熟练掌握：指能独立、规范地解决常见的护理问题，完成常见的各项操作。学会：指在教师的指导下能初步实施简单的护理操作。

（三）教学建议

1. 本课程依据助产士、临床护理岗位的工作任务、职业能力要求，强化理论实践一体化，突出"做中学、做中教"的职业教育特色，根据培养目标、教学内容和学生的学习特点以及执业资格考核要求，提倡项目教学、案例教学、任务教学、角色扮演、情境教学等方法，利用校内外实训基地，将学生的自主学习、合作学习和教师引导等教学组织形式有机结合。

2. 教学过程中，可通过测验、观察记录、技能考核和理论考试等多种形式对学生的职业素养、专业知识和技能进行综合考评。应体现评价主体的多元化，评价过程的多元化，评价方式的多元化。评价内容不仅关注学生对知识的理解和技能的掌握，更要关注知识在临床实践中运用与解决实际问题的能力水平，重视助产士、护士职业素质的形成。

中英文名词对照索引

B

便秘	constipation	21
表情	expression	35
步态	gait	37

C

潮式呼吸	Cheyne-Stokes 呼吸	33
抽搐	tic	21
触诊	palpation	25

D

动态心电图	ambulatory electrocardiography	132

E

恶心	nausea	18

F

发热	fever	9
发育	development	35
腹泻	diarrhea	20

H

呼吸困难	dyspnea	16
护理诊断	nurse's diagnosis	146
黄疸	jaundice	17
婚姻史	marital history	7

J

既往史	past history	6
家族史	family history	7
间接叩诊法	indirect percussion	28
间接听诊法	indirect auscultation	30
间停呼吸	Biots 呼吸	33

健康评估	health assessment	1
健康史	health history	6
惊厥	convulsion	21

K

咳嗽	cough	15
咳痰	expectoration	15
叩诊	percussion	27
叩诊音	percussion sound	28
咯血	hemoptysis	15

M

面容	facial features	35

O

呕吐	vomiting	18
呕血	hematemesis	19

S

身体评估	physical assessment	24
生长发育史	growth and development history	7
生命体征	vital sign	31
生育史	childbearing history	7
视诊	inspection	25

T

体位	position	36
体型	habitus	36
听诊	auscultation	30
听诊器	stethoscope	30

X

系统回顾	review of systems	7
现病史	history of present illness	6
心电监护	electrocardiograph monitoring	132
心电图	electrocardiogram, ECG	115
心肌梗死	myocardial infarction	129
心律失常	cardiac arrhythmias	126

Y

意识障碍	disturbance of consciousness	34
用药史	medication history	7

月经史   menstrual history   7

Z

症状   symptom   9

直接叩诊法   direct percussion   28

直接听诊法   direct auscultation   30

主诉   chief complaint   6

主要参考文献

1. 万学红,卢雪峰. 诊断学. 第 8 版. 北京:人民卫生出版社,2013.
2. 刘成玉. 健康评估. 第 3 版. 北京:人民卫生出版社,2014.
3. 吕探云,孙玉梅. 健康评估. 第 3 版. 北京:人民卫生出版社,2013.
4. 张淑爱. 健康评估. 北京:人民卫生出版社,2008.
5. 张展. 健康评估. 北京:人民军医出版社,2010.